スポーツエコー診療
Golden Standard

監修 　慶應義塾大学医学部
　　　スポーツ医学総合センター 教授
　　　松本秀男

　　　慶應義塾大学大学院
　　　健康マネジメント研究科 教授
　　　大谷俊郎

編集 　慶應義塾大学
　　　スポーツ医学研究センター 准教授
　　　橋本健史

南山堂

執筆者一覧

■ 監修

松本 秀男	慶應義塾大学医学部スポーツ医学総合センター 教授
大谷 俊郎	慶應義塾大学大学院健康マネジメント研究科 教授

■ 編集

橋本 健史	慶應義塾大学スポーツ医学研究センター 准教授

■ 執筆 (執筆順)

松崎 正史	ソニックジャパン株式会社 代表取締役
岩本 航	江戸川病院スポーツ医学科 医長
奥野 祐次	江戸川病院運動器カテーテルセンター
小松 秀郎	慶應義塾大学医学部スポーツ医学総合センター
真鍋 知宏	慶應義塾大学スポーツ医学研究センター 専任講師
大木 聡	慶應義塾大学医学部整形外科
新庄 琢磨	江戸川病院スポーツ医学科
橋本 健史	慶應義塾大学スポーツ医学研究センター 准教授
杉本 勝正	名古屋スポーツクリニック 院長
草野 寛	慶友整形外科病院スポーツ医学センター
岩下 孝粋	江戸川病院スポーツ医学科
伊藤 恵梨	江戸川病院スポーツ医学科
松﨑 健一郎	松﨑整形外科医院 院長
小久保 哲郎	国家公務員共済組合連合会 立川病院整形外科 医長

監修のことば

　運動器画像診断の進歩は目覚ましく，骨・軟骨・腱や靱帯・筋，さらにはその他の軟部組織などの病変が詳細にそしてわかりやすく描出できる様になった．超音波診断は，手軽で侵襲のないこと，関節などを動かしながら観察できることなど大きなメリットがある反面，従来はその解像度が悪く，深部の正確な診断が難しいこと，定量的評価に難があることなどの問題点が残されていた．しかし近年，超音波診断も解像度の著しい改善に加え，プローブの進歩，機器そのものの軽量化など，その性能は著しく向上している．さらに，B-mode やドプラなど，さまざまな新しい技法も加わって，その有用性は日増しに高まっている．これまでX線透視下に関節や局所の注射などが行われてきた部位に対しても，超音波で確認しながら行う手技も発達してきた．特にスポーツ医学領域では，現場に持ち込んでその場で使えること，受傷や障害発生直後の急性期に外来で手軽に使えることなどから，現在ではスポーツ外傷や障害の診断にほぼ必須のアイテムとなっている．

　しかし，超音波は比較的最近になって脚光を浴びてきた診療手段であり，スポーツ現場では操作方法，読影方法とも経験的に判断されることが多かった．また一般的な超音波診断や手技を解説する教科書はあったものの，スポーツ外傷や障害に特化して超音波診療を紹介する教科書はほとんどなかった．今後は，これまで経験的に，そして断片的に学んでいた超音波診療の知識を整理して，体系的に習得できるようにすることが重要である．

　本書は，まず超音波診断の基礎的な知識を解説した後，スポーツ外傷の生じやすい部位についての解剖学的知見，特に超音波診断を行う上で重要となる知見について紹介する．そして実際のスポーツ外傷や障害について，その病態を解説した後，超音波診療をどの様に応用するかについて，部位別にそれぞれの専門家が説明する．これまで経験的に超音波を利用していた方もこれから超音波を診療に役立てようとする人も，この１冊が超音波診療を体系的に身に付けるきっかけになることができれば本望である．

2017 年 4 月

慶應義塾大学医学部スポーツ医学総合センター　教授

松　本　秀　男

序

　スポーツ医学の分野にも evidence based medicine（EBM）の考え方が広まってきている．以前はカリスマ的指導者が全人格でもって，選手を引っ張っていくということが当然のことであった．それはそれで非常に貴いことである．ただ，この指導方法は，誤解を恐れずに言えば，エビデンスレベル5の expert's opinion である．また，どんなにすばらしい指導方法であっても，指導できる人数には限りがある．科学的根拠に基づく指導であれば，これを標準化し汎用していくことができる．それはカリスマ的指導者を持つことができない多くの名もなきアスリートにとっての福音となり，彼らのスポーツ障害を未然に防ぎ，効率のよい運動パフォーマンス向上に寄与するのである．

　この新しい EBM によるスポーツ医学にとって重要なことは，診断，治療，スポーツ復帰の各過程において客観的データを得ることのできるデバイスを持つことである．これらのデバイスは，動作解析装置としてマーカによる motion capture，床反力計，そして各種のウェアラブルセンサー（小型の加速度計，角速度計など），筋力評価としての筋電図，各種の筋力測定装置などがあり，画像診断装置として，単純 X 線，CT，MRI，超音波検査をあげることができる．このうち，スポーツ現場に適した，いつでもどこでも手軽に使えるデバイスとなると，ウェアラブルセンサーと超音波検査であろう．今後，この2つがスポーツ医学にとって大きなウエイトを占めてくると考えられる．

　本書はその超音波検査について，その基礎と応用について初学者にもよくわかるように，また，スポーツ現場ですぐ役に立つように実践的に編纂したものである．執筆者は，現在第一線で活躍中のスポーツドクターであり，実際の症例に基づき書き起こしてもらっている．私ども慶應義塾大学のスポーツ医学にはキャンパスごとに，医学部スポーツ医学総合センター（信濃町キャンパス），スポーツ医学研究センター（日吉キャンパス），大学院健康マネジメント研究科（湘南藤沢キャンパス）と3つの拠点がある．本書はこれら3ヵ所の総力をあげて，また他大学の碩学にもお願いして，編んだものである．ぜひ，本書を座右ではなく，スポーツ現場に置いていただいてスポーツエコー診療に邁進していただければ幸いである．

2017年4月

編著者を代表して
橋 本 健 史

目次

第1章 スポーツエコー診療のための基礎知識

1 超音波診断装置の仕組み　　◆松崎正史　2
- 超音波はスポーツ現場の身近にある　2
- 現在の超音波診断装置の仕組み　3
- 始まりは軍需電子技術の転用から　5
- 超音波診断装置の黎明期　5
- 超音波診断装置の革命！　電子走査法　6
- 電子走査技術は運動器エコーの進化へ　8

2 超音波診断装置における各組織の画像評価　　◆岩本　航　9
- 超音波診断装置の利点・欠点　9
- 超音波診断装置について　9
  1. 装置の基本的な使用方法　9
  2. プローブ　10
- 知っておくべき超音波画像の特徴　12
  1. 異方性（anisotrophy）　12
  2. fibrillar pattern　12
- 各組織の超音波画像　13
  1. 骨　13
     a. 骨の超音波画像　13
     b. 観察において注意すべき組織　13
     c. 骨病変の超音波画像所見　14
  2. 軟　骨　16
     a. 軟骨の超音波画像　16
     b. 軟骨病変の超音波画像所見　16
  3. 腱　18
     a. 腱の超音波画像　18
     b. 腱病変の超音波画像所見　19
  4. 靱　帯　20
     a. 靱帯の超音波画像　20
     b. 靱帯病変の超音波画像所見　21
  5. 筋　22
     a. 筋の超音波画像　22
     b. 筋病変の超音波画像所見　22
  6. 末梢神経　24
     a. 末梢神経の超音波画像　24

3 超音波ガイド下インターベンション ◆岩本 航 26

超音波ガイド下注射の利点 26
超音波ガイド下注射のテクニック 26
1. 平行法と交差法について 26
2. 利き手とプローブについて 28
3. 準 備 28
4. プレスキャンから針の選択 29
5. 注射針の選択 29
6. 注射針を描出する際の注意点 30
7. 超音波ガイド下注射の実際 31
    a. 超音波ガイド下吸引 31
    b. 超音波ガイド下での薬液注入 32

4 血流・組織弾性の評価 ◆奥野祐次 35

超音波エラストグラフィ 35
1. strain elastography 35
2. share wave elastography 35
ピットフォール 37
腱の弾性評価 37
筋の弾性評価 38
その他の運動器軟部組織 38
超音波ドプラ法 38
1. 超音波ドプラ法の原理 38
2. 運動器診療への応用 39

5 スポーツ現場での超音波診断装置の使い方 ◆小松秀郎 42

超音波診断装置の携帯化 42
スポーツ現場での超音波検査の適応 43
1. 外傷の初期診断 43
2. 検 診 43
方 法 43
具体的な使い方 43
1. 大学水泳選手への使用 43
2. プロ野球選手への使用 44

6 心エコーの見かた ◆真鍋知宏 46

誰に対して心エコーを実施するか? 46
どのように心エコーをとるのか? 46
- 1. プローブの種類 46
- 2. プローブの位置 46
- 3. 体 位 47

心エコーにおける一般的画像 48
- 1. 胸骨左縁長軸像 48
- 2. 胸骨左縁短軸像 48
    - a. 大動脈弁レベル 48
    - b. 僧帽弁レベル 49
    - c. 左室(乳頭筋)レベル 49
- 3. 心尖部四腔像 50
- 4. 心尖部二腔像 50
- 5. 心尖部三腔像 50

心エコーで何をみるか? 51
- 1. 距離の計測 51
- 2. 容積の計測 52

どのような異常所見に注意するのか? 52

第2章 スポーツエコー診療に必要な解剖学

1 肩関節 ◆小松秀郎 56
- 上腕二頭筋長頭腱 56
- 関節唇 58
- 腱板 59
- 肩鎖関節 59

2 肘関節 ◆岩本 航 62
- 前方走査 62
    - 短軸像 62
    - 長軸像 63

後方走査	65
長軸像	65
内側走査	66
長軸像	66
短軸像	67
外側走査	67
長軸像	67

3 手関節　　　　　　　　　　　◆大木 聡　69
手　指	69
手関節	71
神　経	73

4 膝関節　　　　　　　　　　　◆新庄琢磨　74
大腿部	74
膝関節部	78
下腿部	84

5 下腿，足・足関節　　　　　　◆橋本健史　87
下　腿	87
足関節外側	89
足関節内側	91
足関節後方	92
足　部	93

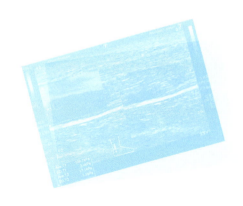

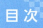

第3章 各部位でみられるスポーツ外傷・障害

肩関節

① 腱板断裂　◆小松秀郎　96
② 上方肩関節唇損傷（SLAP 損傷）　◆杉本勝正　101
③ 上腕二頭筋長頭腱炎　◆杉本勝正　107
④ インピンジメント症候群（肩峰下）　◆杉本勝正　110
⑤ リトルリーグ肩（little leaguer's shoulder：LLS）　◆杉本勝正　113
⑥ Bennett 病変　◆杉本勝正　116
⑦ 肩鎖関節脱臼, 肩鎖関節炎　◆杉本勝正　119

手・肘関節

⑧ 手指の外傷・障害　◆大木 聡　122
　ばね指　122
　掌側軟骨板損傷　123
　A2 pulley 損傷　124
　母指 MP 関節ロッキング　125
　伸筋腱脱臼　126
⑨ 手関節の外傷・障害　◆大木 聡　128
　三角線維軟骨複合体（TFCC）損傷　128
　ドゥケルバン（de Quervain）腱鞘炎　130
⑩ 肘関節の外傷・障害　◆岩本 航　131
　遠位上腕二頭筋腱断裂　131
　上腕三頭筋腱障害　131
　関節液貯留　132
　滑膜炎　133
　関節内遊離体　133
　滑液包炎　134
　弾発肘　134
　内側・外側側副靱帯損傷　135
　肘内障　136
　肘周辺骨折　136
⑪ 野球肘（内側の障害）　◆草野 寛　138
⑫ 野球肘（外側の障害）　◆草野 寛　143
⑬ 野球肘（後方の障害ほか）　◆草野 寛　149
⑭ 上腕骨外側上顆炎　◆岩下孝粋, 岩本 航　155

⑮ 上腕骨内側上顆炎	◆岩下孝粋, 岩本 航	158
⑯ 上肢の神経障害	◆大木 聡	161
手根管症候群		161
尺骨神経脱臼		162

股関節
| ⑰ ハムストリングス損傷 | ◆橋本健史 | 165 |

膝関節
⑱ 軟骨・半月板損傷	◆新庄琢磨	169
⑲ 腱付着部症①（ジャンパー膝，Osgood-Schlatter病）	◆新庄琢磨	175
⑳ 腱付着部症②（腸脛靱帯炎，鵞足炎）	◆新庄琢磨	182
㉑ 肉離れ	◆伊藤恵梨, 岩本 航	188
㉒ 内側側副靱帯損傷	◆新庄琢磨	193

下腿, 足・足関節
㉓ 脛骨疲労骨折	◆松﨑健一郎	198
㉔ シンスプリント	◆橋本健史	202
㉕ 急性足関節捻挫	◆橋本健史	206
㉖ 陳旧性足関節外側靱帯損傷	◆橋本健史	214
㉗ 中足骨疲労骨折	◆小久保哲郎	220
㉘ 踵骨疲労骨折	◆橋本健史	224
㉙ 母趾種子骨疲労骨折	◆橋本健史	230

用語解説 …… 236

日本語索引 …… 239

外国語索引 …… 245

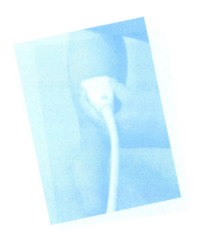

第 1 章

スポーツエコー診療のための
基礎知識

第1章　スポーツエコー診療のための基礎知識

1 超音波診断装置の仕組み

　本書を手にした読者は，少なからずスポーツに何らかの形で関与しており，スポーツ障害に超音波（エコー）を積極的に活用したいと考えている方ではないだろうか．とはいえ，筆者が担当しているこのパートはついついページを早送りしてしまいがちである．折角，ページをめくる指を止めていただけた読者に，少しでも超音波診断装置のことに興味を持っていただけるように，運動器エコーがここまで発展するに至った原点における開発秘話を織り交ぜて解説する．

超音波はスポーツ現場の身近にある

　「サッカー選手の動きで発電！」これは，日中の試合もしくは練習中における選手の動きをスタジアムの電力に変換，蓄電してナイター照明に用いようとする究極のecoである．東日本大震災の時を思い起こすと，電力不足を補うためにさまざまなアイデアが提案された．千葉マリンスタジアムで，試合中の盛り上がりで観客が飛び跳ねるエネルギーを電力に変換という記事が新聞を賑わしたことも記憶に新しい．
　さて，サッカー選手の動きを電力に，野球観戦のサポーターの飛び跳ねで電力にとはいったいどのような仕組みなのだろうか？　"力を電力に変える"．このキーワードが「圧電効果」である．その歴史は古く1880年にキュリー夫人の伴侶であるピエール，ジャックの兄弟によってこの現象が偶然にも発見された．安定した結晶内のイオン配列に圧力をかけることでズレが生じ，その時にマイナスからプラスへの電位差が生じる．この現象を応用した技術は今日のデジタル回路でも用いられている．この圧電効果

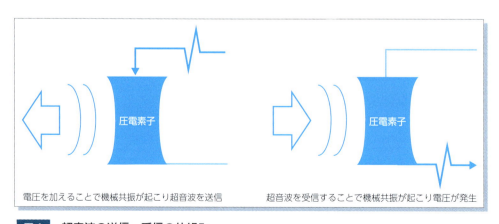

図1　超音波の送信・受信の仕組み

(ピエゾ効果ともいう）は，体内の形態を映像化するために必要な超音波の送受信をつかさどるプローブの圧電素子として用いられている（**図1**）．

現在の超音波診断装置の仕組み

読者の身近にある超音波診断装置は，プローブを体にあてると鉈で割ったが如くの体内組織の形態情報が映像としてモニターに表示される．装置外観は，液晶モニターが搭載されている洗濯機程度の箱のようなものからケーブルが出て，先端に名刺サイズの四角いケースのようなものが装着されている．四角いケースはプローブと呼ばれ，中には振動子と呼ばれる圧電素子がたくさん並べられている．洗濯機程度の箱の中には，プローブ内の振動子に対して超音波の送受信を制御するための回路，受信した超音波を映像化するための信号処理を行う回路，最終的に表示するテレビ信号に変換する回路が入っている．プローブで送受信された超音波は，本体内部の信号処理を経由して最終的に液晶モニターに表示される（**図2**）．

超音波を波面合成して送信する方向や焦点を決めた1本の超音波ビームを形成する回路をビームフォーミングという．プローブに配列された振動子に電気信号を加えることにより超音波を発生する．その超音波の発生のタイミングを変えることで音の進む方向や音を目的のポイントに集束させるなどの時間制御をしている部分がビームフォーミングである（**図3**）．プローブをあてるだけで体の内部構造がモニターに表示される．それは超音波の送受信が2次元的に走査されることにより可能となる．それを制御しているのもビームフォーミングである．実際のプローブ構造は200ほど配列された振動子に電極が配線されている（**図4**）．電気信号を送るグループとタイミングを制御することで2次元的に超音波ビームを形成しているのである（**図5**）．

今は，何気なくプローブにゼリーを塗り体にあてるだけで，運動器構成体の詳細な形態構造に加え動きを観察することができる．さらに注射する針先をミリ単位でコントロールしながらピンポイントに進め，薬液を注入しながらその広がりも観察できる．また

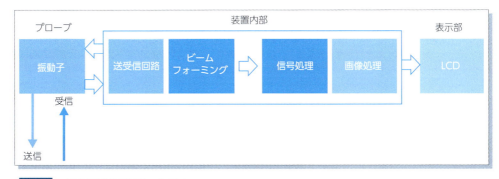

図2 超音波診断装置の仕組み

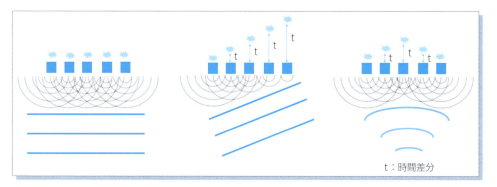

図3 ビームフォーミングの仕組み
超音波を発生するタイミング（時間）を制御することで，超音波ビームの方向を変えたり焦点を合わせたりできる．

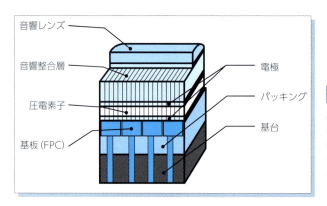

図4 プローブの構造概略図
超音波が後方に共振を防ぐパッキングや体内への超音波を効率化するための整合層，厚み方向の焦点を合わせる音響レンズなどで構成されている．

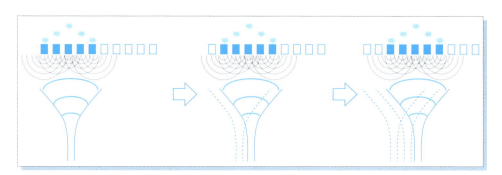

図5 2次元の情報を収集するビームフォーミング
超音波ビームを構築する振動子のグループを横に1つずつシフトすることで2次元の超音波ビームが構成される．

　ボタン一つ押すだけで血行動態も観察できる．単純X線，CT，MRIなどのモダリティでは簡単に実現できないが，超音波ではいとも簡単に実現する圧倒的な優位性はリアルタイムであり，日本が世界初で実現したテクノロジーである．そのリアルタイムを手にするまでの壮大な超音波の歴史を紐解く．

始まりは軍需電子技術の転用から

戦後しばらくした1948年頃は，厳しい制約を受けていた軍需電子技術の研究が民需転用に解禁され，レーダーの技術から超音波探傷器，ソナーの技術から魚群探知機といった視覚で捉えることができないものを可視化するための製品が生まれ始めた時代である．

これらの技術を生体に用いることができないかと考えた順天堂大学田中憲二先生，和賀井敏夫先生が，当時魚群探知機の製品化を達成した㈱日本無線（現 日本無線株式会社）の中島 茂を訪ねたところから，日本における超音波診断装置の歴史はスタートした．超音波診断装置として最初に手掛けた対象は頭蓋内腫瘍であった．側頭部にプローブをあて超音波を送信し頭蓋内の組織で反射して返ってきた受信波を振幅情報（Amplitude：Aモード）としてオシロスコープで表示したものである．

超音波診断装置の黎明期

㈱日本無線により超音波診断装置開発に着手した1950年頃からは，頭蓋内を超音波で描出する試みが世界でも始まり，胆管，乳腺，泌尿器など現在の超音波検査対象部位に対しても同様に行われた．1952年には振幅波形で表示されていたものを輝度（Brightness：Bモード）情報に変換して2次元に表示する現在の超音波診断装置の原型が発表され，1953年には心臓の動き（Motion：Mモード）を，1955年にはドプラ法を用いて血流を，といった研究が続々と発表された．現在臨床現場で行われている超音波診断装置の要素技術がこの5年間に凝縮されている．そして1960年に満を持して㈱日本無線医理学研究所（現 日立製作所）より世界に先駆けて商業化した超音波診断装置がリリースされた（図6）．

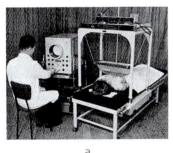
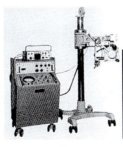
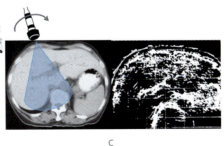

a　　　　　　　　　　b　　　　　　　　c

図6　初期のBモード法超音波診断装置
a：水浸法．体表と密着するために水槽を用いて2次元に振動子を走査．
b：コンタクトコンパウンド法．振動子にポテンションメータが装着され位置情報を検出．
c：コンタクトコンパウンド法によるBモード画像．プローブ走査した情報を残像として2次元に表示（左は現在のCT画像）．

超音波診断装置の革命！ 電子走査法

　さまざまな要素開発から進化した技術は，CT，MRI が登場する前の臨床現場において体内を非侵襲的に映像として観察できる画像診断機器として急速に普及したが，唯一欠けていたものがあった．正確な映像情報を得るために重たい水槽を体の上に乗せる作業や，残像しながら2次元の画像を構築するために呼吸を止めなければならないといった操作の煩雑性があり，当時は多くの患者を効率よく検査する手法ではなかった．

　それを一気に解決した革命的な技術が電子走査法である．技術的には単一振動子のプローブをたくさん並べて電気的に信号を送れば可能であるが，残像によって得られた当時の画質より明らかに劣っていた．この課題を解決する手法を日々考えていた日本無線

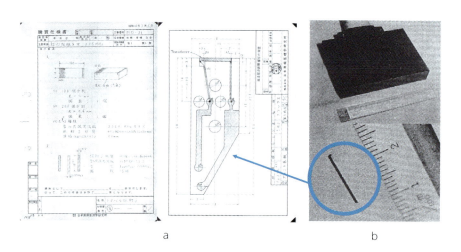

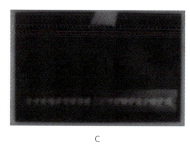

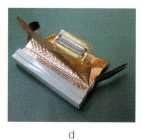

図7　世界初電子走査超音波診断装置のプローブ
a：電子走査プローブの振動子仕様設計図（微細な振動子 200 個を配列）．
b：仕様設計図により作成された振動子とプローブ（181 本の超音波ビームを実現）．
c：同時期に開発された単一振動子を配列した電子走査プローブ（20 本の超音波ビーム）．
d：現在の電子走査プローブ（配線も一体化されシンプルな構造）．

1. 超音波診断装置の仕組み

　医理学研究所の入江らは，たまたま出張先で注文したイカそうめんを見て「これだ！」とひらめいた．細かな振動子をたくさん並べて，グループごとに電気信号を送り，そのグループを走査すればと．まさに，この瞬間に課題である操作の煩雑性を解決するだけではなく，動きを観察できるリアルタイムも手にしたのである．それは，運動器エコーがスタートしたことを意味している（図7, 8）．

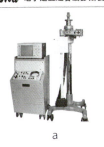
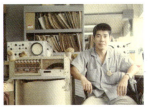

図8　世界初電子走査超音波診断装置
a：世界初の電子走査超音波診断装置外観．
　（12.5fpsの時間分解能を実現）
b：世界初の製品の開発に携わった入江氏．
　（ご本人の厚意によりご提供）
c：当時の学会投稿論文の原稿．

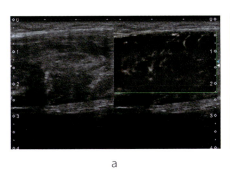
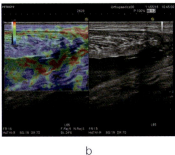
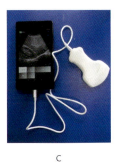

図9　電子走査技術から発展した最新技術
a：低流速を可視化したSMI．アキレス腱断裂保存療法時の血流評価．
　（東芝メディカルシステムズ株式会社）
b：組織弾性の評価を可能としたreal-time tissue elastgraphy．腓腹筋肉離れの組織弾性評価．
　（株式会社日立製作所）
c：タブレットエコー（日本シグマックス株式会社）．

電子走査技術は運動器エコーの進化へ

　操作の煩雑性を解決する目的で開発を達成した電子走査が，今日の新しい技術開発のベースとなり，高画質化，低流速の可視化，組織弾性の評価，究極の小型・汎用性など運動器分野への可能性を大きく広げている（図9）．超音波診断装置の進化は，常にユーザー側と装置開発側双方が目の前の課題を解決するためのイノベーションを模索し，アイデアを創出することにより次世代のパラダイムシフトが生まれる瞬間でもあると改めて考えさせられる．運動器エコーの発展は限りなく続き，その可能性は超音波診断装置とともに誰でも手にすることができるのである．ふと気が付くと新しい機能が提案され，今までの課題が一気に解決されるかもしれないのである．超音波診断装置の展開から目を離さずに注視していただきたい．

謝　辞

　今回の執筆にあたり，電子走査技術についての開発経緯や資料に協力いただいたマイクロソニック株式会社 代表取締役 入江喬介氏に心より感謝の意を申し添える．

（松崎正史）

参考文献

1) アロカ株式会社社史編集員：アロカ50年の歴史（非売品）．
2) Jan C. Somer：The history of real time ultrasound. International Congress Series, 1274：3-13, 2004.
3) 谷口哲哉, 他：超音波診断装置 SONIMAGE HS1：超広帯域プローブ特性を最大活用する送受信技術. KONICA MINOLTA TECHNOLOGY REPORT, 12：55-60, 2015.

2 超音波診断装置における各組織の画像評価

超音波診断装置の利点・欠点

　超音波診断装置の進歩によって表在組織を鮮明に描出することが可能となった．また小型の装置でも鮮明な画像が描出できるようになったため，スポーツ現場などでも場所を問わずに使用可能となった．

　スポーツ選手の診療において重要な点は，初診時に損傷部位の重症度を把握したうえで繰り返し経過を観察し，できる限り早期に競技に復帰できるようにサポートすることである．超音波診断装置は，初診時に行う検査としては単純X線より多くの情報が得られ，MRIやCT検査に比べて繰り返し検査が行えるためスポーツ診療に適した画像モダリティーである．運動器において軟部組織の画像診断としてはいまだMRIが中心であるが，今後ますます超音波診断装置が使用されることが予想される．

　超音波診断装置がMRIに劣る点としては，音響窓が必要なことが挙げられ，プローブから目的とする組織までの間に，音響インピーダンスの大きく異なる骨やガスなどが存在すると，超音波ビームが組織に到達できず画像が描出できない．そのため妨害のない場所（音響窓）にプローブをあてるか，被検者の体位を変えることによって音響窓を作る必要がある．また超音波検査は，他の画像モダリティーよりも一度に描出できる範囲が限られているため，検者の技量により得られる情報量が大きく左右される．また検査と並行して診断を行う必要があるため，装置の扱いに慣れるだけでなく超音波解剖を理解し，各組織での正常像や異常像に対する十分な知識を持ち合わせていなければならない．

　本項では，超音波診断装置で各組織がどのように描出されるか，またその正常像と病的な画像所見について解説する．

超音波診断装置について

1．装置の基本的な使用方法

　超音波診断装置は，上位機種になるほどさまざまなボタンやスイッチを搭載している

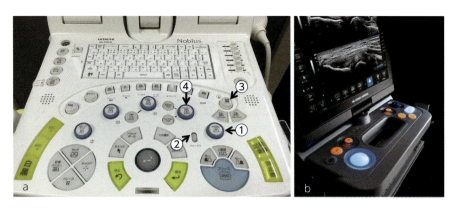

図1 超音波診断装置
a：① ゲイン，② フォーカス，③ デプス，④ ドプラ．
　一見するとボタンやスイッチはたくさんあるが，調整が必要なものは少ない．
b：ボタンが少なくシンプルな装置（KONICA MINOLTA 社より提供）．

ため，まず初心者は扱いにくい印象を持つ．しかし，一見複雑に思える装置も，① ゲイン，② フォーカス，③ デプス，④ ドプラモードへの変更の4つが調整できれば最低限の検査は行える．① ゲインで明るさ，② フォーカスで焦点，③ デプスで深度（拡大縮小）を調整し，④ ドプラでは血流の存在を確認できる（図1a）．また近年では，運動器の超音波検査に重きを置いた診断装置も発売されており，よりシンプルなインターフェースで初心者でも直感的な操作が行えるようになってきている（図1b）．

2．プローブ

　運動器の超音波検査は，表在軟部組織の検査が中心となるため12 MHz以上の高周波リニアプローブが適している．同じプローブでも周波数を微調整することが可能であるため，深部を観察したい場合には周波数を下げ，表層を観察したい場合は周波数を上げるように調整するとよい．通常診療では，高周波リニアプローブ1本で事足りるが，大腿部や股関節などの深部を観察したい場合や，被検者の体格が大きい場合などは周波数が低めのコンベックスタイプのプローブを選択するとよい．

　サイズの大きなプローブは，骨の隆起した部位では使い勝手が悪いことがある．特に肩・足・肘関節などは，表在に観察できる組織が多く超音波検査が有用であるが，観察する組織が小さいうえ骨性の凹凸も多いため大きなプローブはあまり適さない（図2）．一方，股関節・大腿・下腿・腰背部などの平坦で骨性の凹凸の少ない部位においては，大きなプローブは見える範囲も大きく解剖学的な位置関係の把握にも有用である．まずは小さめのリニア型プローブの取り扱いに慣れるのがよい．

　また手指などの観察に適したプローブや，狭く深い部位を観察するのに適したプローブもある（図3）．

2. 超音波診断装置における各組織の画像評価

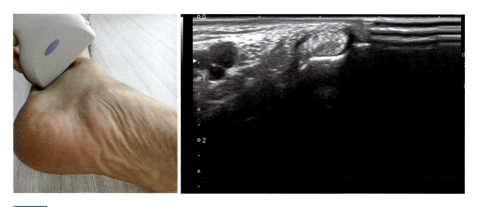

図2 プローブサイズ（足関節の内果に大きめのプローブをあてたところ）
隆起のある部位では，大きいサイズのプローブは適さないこともある．
モニターでは画面の右半分が描出されていない．

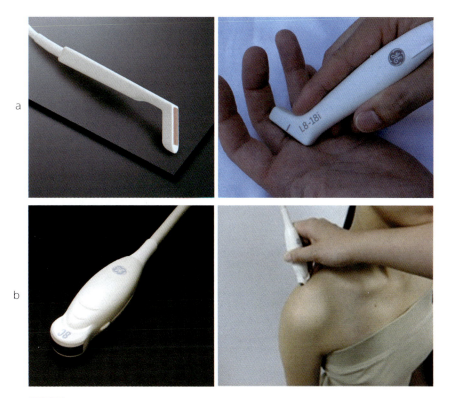

図3 特殊なプローブ
a：手指などの観察に適したホッケースティック型のプローブ．
b：狭い場所から深部を広く観察するためのマイクロコンベックスプローブ．

知っておくべき超音波画像の特徴

　超音波検査は，検者によって任意の画像が出せるという自由度が高い反面，再現性が低いことなどがしばしば問題となる．再診時に同一部位の画像を得ることは難しいが，骨性のランドマークなどを統一することで，再現性を高めることができる．また超音波画像特有の画像所見も知っておく必要がある．

1. 異方性（anisotrophy）

　プローブ角度により，同一の組織でも輝度が変化することを異方性という．特に線維性の組織では，超音波ビームが線維の方向と垂直に入れば戻ってくる反射波が多くなるため高エコーに描出されるが，垂直から離れるにつれ低エコーになってしまう（図4）．腱や靱帯は，均一に整列した層構造（fibrillar pattern）を持つため，異方性による影響が大きい．腱や靱帯を鮮明に描出するポイントは，皮膚ではなく，腱や靱帯に対して超音波ビームが垂直に入るようにプローブをあてることである．

2. fibrillar pattern（図4）

　靱帯や腱など線維が平行に配列されている組織でみられる．超音波ビームが組織に直交することで，層状の高エコー像が描出される．

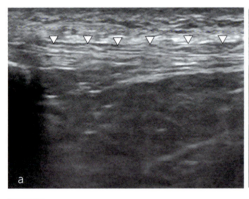
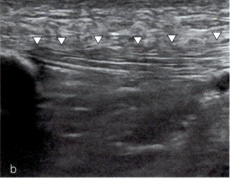

図4　異方性と fibrillar pattern
a：膝蓋腱の長軸像．層状の高エコー像（fibrillar pattern）を認める（▽）．
b：同じ膝蓋腱でもプローブの角度が変わることで低エコー像を呈する（異方性）．

各組織の超音波画像

1. 骨

a. 骨の超音波画像（図5）

正常な骨は，明瞭な線状高エコー像として描出される．皮質骨表面で超音波ビームが反射されるため深部は音響陰影によって無エコーとなる．直線の皮質骨を描出する際には，無エコー領域に残響陰影を認めることもある．

骨は，超音波検査においてモニター内で最も明瞭に描出されるため，他の軟部組織描出のためのランドマークとして用いられることが多い．

b. 観察において注意すべき組織

▶骨端線・血管孔（図6）

成長期には骨幹端部に骨端線が存在する．単純X線でも確認できるが，超音波検査では，骨幹端部で皮質骨の線状高エコーが途絶し，切れ込みのような低エコー像が全周性に確認できる．

また，皮質骨には栄養血管が通過するための血管孔が存在する．超音波検査では骨端線と同様に皮質骨の連続性が一部で途絶している様子が確認できる．ドプラを用いて注意深く観察すれば，骨内部に入る血流を確認することができる．

骨折との鑑別には，低エコー部位に血腫がないこと，血流の正常などが参考となる．

▶種子骨

手指や足趾に多く存在する．観察の際には骨折などによる骨片と鑑別が必要である．また母趾の種子骨障害のように種子骨自体が損傷している場合もある．

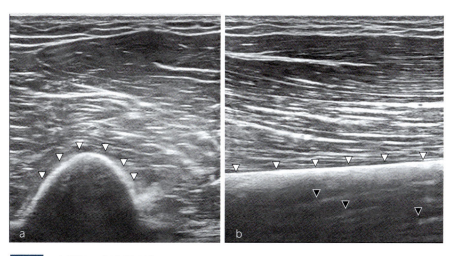

図5 皮質骨の超音波画像
a：大腿骨短軸像（▽）．
b：大腿骨長軸像（▽）．内部には残響陰影を認める（▼）．

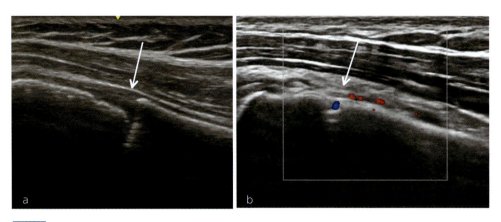

図6 骨端線・血管孔
a：上腕骨近位の骨端線（12歳）．
b：上腕骨近位の血管孔（成人）．ドプラで流入する血流が確認できる．

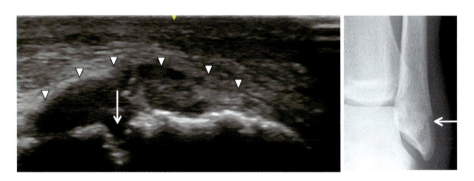

図7 骨折（腓骨骨折）
骨折部の皮質骨の不整や途絶（↓）を認め，周囲には血腫による低エコー像（▽）を認める．単純X線では，骨折線ははっきりしない．

c. 骨病変の超音波画像所見

骨表面の異常は，増生（outgrowths），不整（irregularities），途絶（focal brakes），段差（step-off），欠損（defect）として観察される．

▶骨　折

骨折部位では，皮質骨の線状高エコーの途絶や，その部位に低エコーを呈する血腫が観察される．単純X線では確認できなかった不顕性骨折が診断できることもある．特に小児は骨化が未熟であり，骨折が単純X線では描出されないことも多いため，軟骨の評価が行える超音波検査が診断には非常に有用である（図7）．

▶疲労骨折

超音波検査は，疲労骨折に関して単純X線よりも早期診断が可能とされている[1]．疲労骨折には好発部位があるため，それを知ったうえで診察にあたることが重要である．初期段階から，骨膜反応や炎症による変化が皮質骨表面の薄い帯状高エコー像と

2. 超音波診断装置における各組織の画像評価

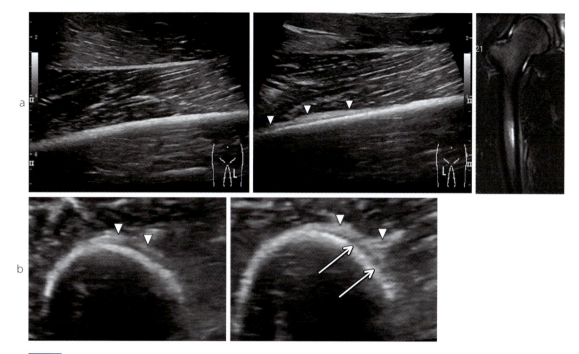

図8 疲労骨折（大腿骨骨幹部疲労骨折）
a：大腿骨長軸像．患側で骨膜に帯状の高エコー像（▽）を認める．
　（左）健側．（中）患側．（右）MRI画像．
b：大腿骨短軸像．
　（左）初診時．（右）安静を保てずに数ヵ月経過したもの．
　骨膜肥厚（▽）内部に形成された仮骨の数珠状低エコー像（↗）が確認できる．

して認められることがある（図8a）．また周囲軟部組織に腫脹か血流が確認できることもある．進行すると骨膜肥厚による骨表面の高エコー像と骨膜内に形成された仮骨を示す数珠状の低エコー像が確認できる（図8b）．症状増悪時には，骨膜の肥厚に加えて骨膜での出血，血腫などを認めることもある．

▶骨端線損傷（図9）

骨端線損傷は骨端線の開大や，その周囲の低エコー領域の広がりなどで判断する．骨端線の開大は患側のみで評価することは困難であるため，必ず健側と比較を行うようにする．骨端線は長管骨の全周性に存在するため，患・健側の比較をする際は，プローブ位置と被検者の姿位を決めるなどの工夫が必要である．

▶骨棘・遊離体

骨棘は関節辺縁で，骨性の隆起が高エコー像として確認される．動的な観察により，骨棘がインピンジする様子なども確認できる．プローブによる圧迫や関節の可動によって，動きが認められるようであれば遊離体の可能性が高い．

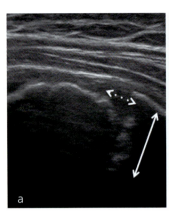
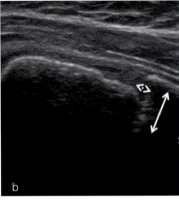

図9　骨端線離開
a：患側．b：健側．
12歳　野球肩．
患側の骨端線は開大し（◂┅▸），深部まで観察できる（↗）．

2. 軟　骨

a．軟骨の超音波画像

　軟骨は軟骨基質によって硝子軟骨，線維軟骨（p.236参照），弾性軟骨に分けられる．関節面を被っているものは硝子軟骨で，帯状低エコー像が2つの線状高エコーに挟まれる様子が確認できる（三層構造）（図10a）．表層の線状高エコーは，軟骨と関節内液の音響インピーダンス差によって描出され，深層の線状高エコーは軟骨下骨によって描出される．成長期の関節軟骨は，成人と比較してかなり厚みがある．半月板・関節唇・手足の掌側板などは線維軟骨で，均一な高エコー像として描出される（図10b）．

b．軟骨病変の超音波画像所見

　低エコーを呈する硝子軟骨そのものの損傷は評価が難しく，深層の軟骨下骨の状態で損傷を評価することとなる．

▶変形性関節症

　超音波検査では軟骨の厚みの減少，軟骨下骨の不整，骨棘などが観察できる．音響窓のため関節面をすべて確認することは困難である．また軟骨下骨下の囊胞なども，骨に被われるため確認は難しい．

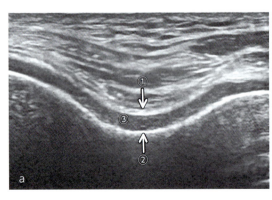
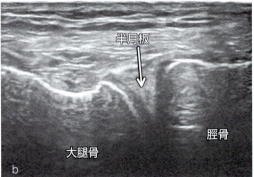

図10　軟骨の超音波画像
a：硝子軟骨の三層構造．三層構造：高エコーライン①②と帯状低エコー像③．
b：正常膝の半月板．半月板は高エコー像として関節裂隙に描出される．

2. 超音波診断装置における各組織の画像評価

▶線維軟骨の損傷

膝関節の半月板や，肩関節・股関節の関節唇，手関節の三角線維軟骨複合体（TFCC）などさまざまな部位に線維軟骨が存在する．線維軟骨は高エコーを呈するため，損傷部位が低エコーを呈することで評価を行うが，多くの部位で深層まで評価をすることが難しいため，損傷を確実に評価することは難しい．辺縁の半月板囊胞や傍関節唇ガングリオン（p.236参照）などの確認には有用である（図11）．

▶離断性骨軟骨炎

肘や膝などに生じる難治性の骨軟骨障害である．超音波検査は単純X線よりも早期診断が可能とされている．初期段階から軟骨下骨の不整像が確認でき，進行するにつれ深層の海綿骨にも不整像を認める．さらに進行すると，軟骨下骨ラインからの逸脱を認め，遊離体を認めることもある（図12）．

▶骨端症

骨端部の骨化進行過程において，靱帯や腱を介しての牽引力が原因で発症する．二次骨化中心に炎症や微細な外傷が起こることで，骨化中心が分離・分節することが原

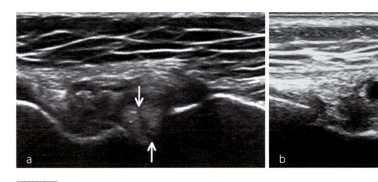

図11　線維軟骨の損傷
a：半月板水平断裂．断裂による低エコーラインを認める（↓）．
b：半月板囊腫．液体貯留による低エコー像を認める（↙）．

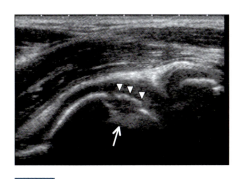

図12　離断性骨軟骨炎
上腕骨小頭の離断性骨軟骨炎．
軟骨下骨の連続性が消失（▽）．
海綿骨にも高輝度変化（↗）を認める．

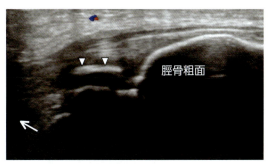

図13　Osgood-Schlatter病
二次骨化中心の分離像（▽）．
深膝蓋下滑液包には水腫を認める（↘）．

因と考えられているがいまだ明らかではない．低エコーを呈する軟骨内で高エコーを呈する骨化中心が分離・分節している様子や，付着する腱の肥厚などが確認できる．また周囲の滑液包の液体貯留（無エコー）やドプラで腱やその周囲の血流を認めることもある（図13）．

3. 腱

a. 腱の超音波画像（図14）

腱は，筋と骨とを連結するために存在する．張力に耐えるため腱束は長軸方向に配列する．通常の腱は，二層構造の滑膜性腱鞘で被われている．手や足などの腱は，滑膜性腱鞘周囲に靱帯性腱鞘が存在して腱の浮き上がりを防いでいる．アキレス腱周囲のように，薄い脂肪結合織である腱傍組織（パラテノン）が周囲を被っている部位もある[2]（図15）．

正常腱の長軸像は，fibrillar patternを呈する．fibrillar patternは，腱と超音波ビームが直交することにより鮮明に描出が可能となる．プローブの角度が少し変わるだけで，fibrillar patternの見え方や，腱全体の輝度が変化するため注意が必要である（異方性）．

短軸像では多数の点状または線状高エコー像として描出される．手指などの滑膜性腱鞘は低エコーを呈し，靱帯性腱鞘（pulleyなど）は高エコーを呈する[3]．

超音波検査では，動的検査によって腱が滑走する様子が確認できる．通常腱内には

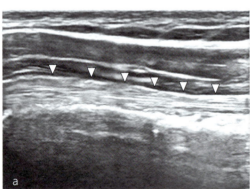
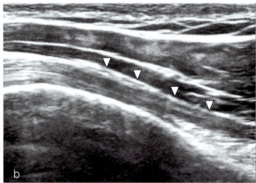
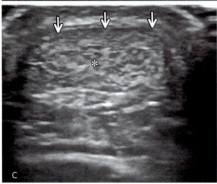

図14　正常腱の長軸像

上腕二頭筋長頭腱の長軸像（左右　同一腱）．
- **a**：腱に超音波ビームが垂直に入れば，明瞭なfibrillar patternが確認できる（▽）．
- **b**：ビームの刺入角度によってfibrillar patternは不鮮明になり低エコーを呈する（異方性）（▽）．
- **c**：アキレス腱の短軸像．
腱内部は多数の点状高エコー像として描出される（*）．
腱表面をパラテノンが被っている（↓）．

血流が存在しないが、腱障害では新生血管をドプラで確認できることもある。またエラストグラフィー機能を用いれば、腱の硬さを評価することも可能である[4]。

b. 腱病変の超音波画像所見

▶腱症・腱障害・腱付着部炎

使いすぎや機械的ストレス、退行変性などによって生じる腱症（tendinosis）・腱障害（tendinopathy）と、炎症による腱付着部炎（腱炎）とがある。

典型的な画像所見は、線状高エコー間が広がり不明瞭になるため腱全体的として低エコーを呈することである。慢性的なものでは、腱の厚みが増し石灰沈着や血流を認める場合がある。また腱周囲からの流入血流の増加、滑液包の液体貯留などを認めることがある（図15）。

▶腱断裂・脱臼

腱の完全断裂であれば断裂部が確認できる。断裂部には無エコーの液体貯留を認める（図16）。fibrillar patternの消失や、腱内の一部に低エコー領域を認める場合には、部分損傷が疑われるが、異方性には注意が必要である。時間が経過すると断端部が高エコーを呈するので断裂部との境界が不明瞭になる。ストレス検査によって断端部に

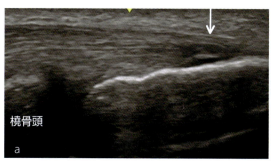
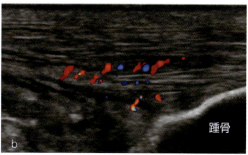

図15　腱付着部炎
a：外側上顆炎．腱付着部は低エコーを呈し、石灰沈着を認める（↓）．
b：アキレス腱炎．腱は肥厚しており、深層からの血流が確認できる．

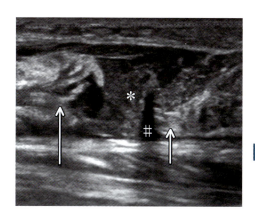

図16　アキレス腱断裂
断端（↑）．
断裂部には血腫（＊）と液体貯留（＃）による無エコー領域を認める．

緊張を与え損傷を確認することも有用である.

腱脱臼では，腱鞘炎による腱周囲の液体貯留や，腱内部での不全断裂を認めることがある．特定の肢位によって腱が脱臼する様子をリアルタイムに確認することもできる（図17）.

4．靱 帯

a．靱帯の超音波画像

靱帯は，隣り合う骨どうしを繋ぎ止め関節の安定性や可動に関与する．機能的には腱とは異なるが，構造上は多くの類似点を持つ[2]．

超音波検査では，腱と同様 fibrillar pattern を認めるが，腱に比べるとやや低輝度に描出されるとされている[5]．靱帯は骨に起始部と停止部を持つため，同定には骨性のランドマークを用いるとよい（図18）．靱帯の走行と超音波ビームが直交することによって，fibrillar pattern を鮮明に描出することが可能となる．徒手的に前後への引き出しテストや，内外反ストレステストを行うことで，靱帯の緊張や弛み・関節裂隙の開大・不安定性，付着骨片の可動性などが確認できる．前十字靱帯など関節内に存在する靱帯は，部分的な観察は可能であるが，損傷を確実に評価することは難しい.

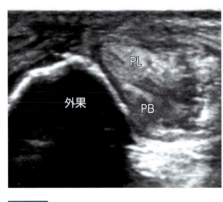
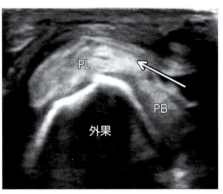

図17　腓骨筋腱脱臼
PL（長腓骨筋腱），PB（短腓骨筋腱）．長腓骨筋腱が外果を前方に乗り越える様子が確認できる.

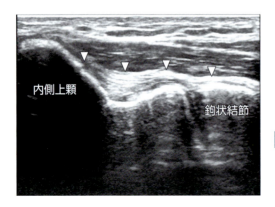

図18　骨性のランドマーク
肘内側側副靱帯（前斜走線維）（▽）.
内側上顆と鉤状結節をランドマークにすれば，靱帯が描出される.

b. 靱帯病変の超音波画像所見

▶靱帯損傷（図19）

急性期の靱帯損傷では、靱帯は低エコーを呈し fibrillar pattern が不鮮明となり厚みが増す。周囲の軟部組織には、腫脹や出血・浮腫による液体貯留を認めることもある。完全断裂の場合、靱帯表層から深層まで断裂部が無エコー領域として確認できることもある。治癒とともに無エコー領域は消失するが、靱帯の肥厚は長く残存する。

陳旧性の靱帯損傷では、靱帯のたわみや靱帯の消失、菲薄化などが確認できる。損傷靱帯の評価には、ストレス検査が有用である。ストレスをかけることにより断裂部の離開、靱帯が緊張する様子や裂離骨片の不安定性などが確認できる。

▶裂離骨折（図19d）

単純X線では見逃されるような、靱帯付着部の小さな裂離骨折の診断も可能である。動的検査ではストレスを加えて、骨片の不安定性を確認することもできる。

小児では、線維軟骨層が成人と比べて厚いため、靱帯実質の損傷よりも軟骨成分を含んだ裂離骨折や軟骨のみの裂離損傷となることが多い。超音波検査は軟骨成分の評価に優れるため、単純X線よりも有用な診断ツールとなる。

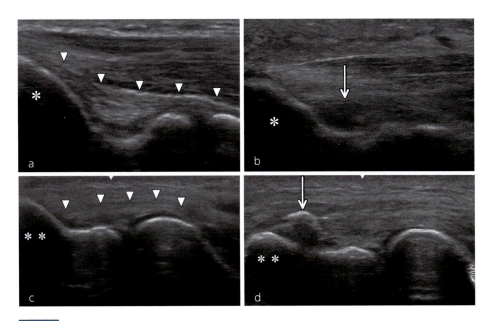

図19　靱帯損傷

a：健側の肘内側側副靱帯（▽）．
b：内側側副靱帯損傷．靱帯内部は低エコーを呈し、fibrillar pattern は消失している．靱帯全体は厚みが増している（↓）．
c：健側の肘外側側副靱帯（▽）．
d：肘外側側副靱帯の裂離骨折．外側上顆（＊＊）より骨片が剥離している（↓）．

5. 筋

a. 筋の超音波画像

骨格筋は，筋線維（muscle fibers）が集合し筋線維束（fascicle）となり，さらに筋線維束が集合し筋となる．筋線維は筋内膜（endomysium），筋束は筋周膜（perimysium），筋は筋外膜（epimysium）という結合組織にそれぞれ囲まれる（図20a）．

骨格筋は形状と機能によって分類される．筋線維束が平行に走行し腱に付着する紡錘状筋と，筋線維束が斜めに走行し腱に付着する羽状筋・半羽状筋がある（図20b）．

上肢や下腿などの浅い筋の観察には，10 MHz以上の高周波リニアプローブで観察を行うとよい．大腿部や殿部など厚く大きな筋の観察は，周波数がやや低めでサイズの大きなプローブが使いやすい．

長軸像では，低エコーを呈する筋束上に，高エコーを呈する筋周膜が平行な線状エコーとして描出される．筋外膜・腱膜・筋内腱も高エコー像として描出される．短軸像では，低エコーを呈する筋束に，筋周膜が点状の高エコー像として描出される．筋内腱は短軸像が観察しやすい．長軸像・短軸像ともプローブの角度による異方性には注意が必要である（図21）．

b. 筋病変の超音波画像所見

▶ 筋損傷

筋損傷は，伸張を強制されることによって生じる筋ストレイン（肉離れ）と外力が直接伝わることによって生じる筋挫傷がある．

筋ストレインは，介達外力によって生じる．損傷部位によって，筋・筋腱移行部・筋腱付着部損傷に分類される．超音波検査では，筋周膜の走行の乱れや連続性の消失などが観察される．損傷部は浮腫により低エコーを呈する．断裂部には，血腫が無エコー領域として認められる（図22）．血腫内では，筋の断端部が高エコー像として

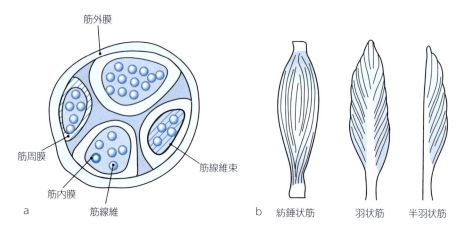

図20 骨格筋の構造

2．超音波診断装置における各組織の画像評価

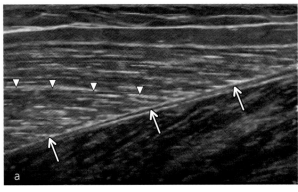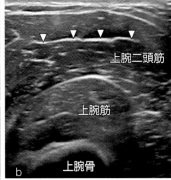

図21 筋の長軸像と短軸像
a：腓腹筋の長軸像．
　　筋内部で平行に並ぶ高エコーラインが筋周膜である（▽）．筋外膜（↖）．
b：上腕前方の短軸像．
　　上腕二頭筋内部に高エコーを示す筋内腱が確認できる（▽）．

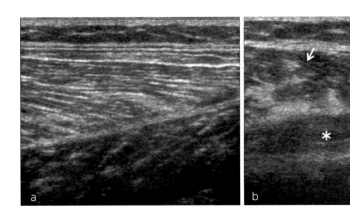

図22 腓腹筋内側頭の肉離れ
a：健側．
b：筋線維束の走行が乱れ（↙），血腫を認める（＊）．

認められる．血腫は，受傷直後には認められず，数日後に認めることがある．

　筋挫傷は直達外力によって発生する．超音波検査では，損傷部分に限定した筋の腫脹や，筋内部構造の不整を局所的に認める．また血腫が無エコー領域として認められることもある．外力によって表層の皮下組織にまで裂傷が起こると，その部位まで血腫が広がることがある．周囲の筋にまで損傷を認める点が，筋ストレインとの違いとされている[6]．

▶筋萎縮

　筋は，神経原性や廃用性に萎縮を生じることがある．筋が結合組織や脂肪織に置換されることや，筋束（低エコー）の厚みが減少し筋周膜どうし（高エコー）が近づくことが原因で，筋全体としては高エコー像を呈する．

6. 末梢神経

a. 末梢神経の超音波画像

　末梢神経は，神経線維が個々に神経内膜で被われており，それが集まって神経線維束（fasciculus）をつくる．神経線維束は，神経周膜（perineurium）に被われる．いくつかの神経線維束の集まりを神経上膜（epineurium）が被う．神経線維束間をinterfasci-cular epineurium が埋める（図 23）．

　超音波画像では，神経線維束が低エコーを呈し，interfascicular epineurium などの周囲組織が高エコーを呈する．短軸像では，周囲組織の高エコー領域に低エコーを呈する神経線維束が多数点状に存在するため，蜂の巣構造として描出される（図 24a）．長軸像では，低エコーを呈する神経線維束と高エコーを呈する神経周膜が平行に走行している様子が確認できる．近位の神経根などは，interfascicular epineurium が存在しないため，神経全体が低エコー像として描出される（図 24b）．

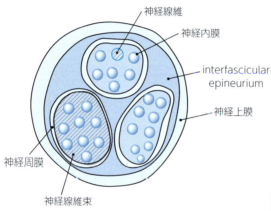

図 23　末梢神経の構造

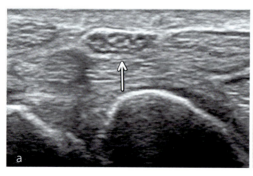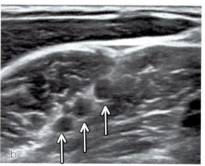

図 24　神経の短軸像と長軸像
a：正中神経の短軸像．蜂の巣構造を認める（↑）．
b：頚椎神経根．蜂の巣構造は認めず全体的に低エコーを呈する（↑）．

（岩本　航）

参考文献

1) Banal F, et al.：Sensitivity and specificity of ultrasonography in early diagnosis of metatarsal bone stress fractures: a pilot study of 37 patients. J Rheumatol, 36(8)：1715-1719, 2009.
2) Hodgson RJ, et al.：Tendon and ligament imaging. Br J Radiol, 85(1016)：1157-1172, 2012.
3) Boutry N, et al.：High-frequency ultrasonographic examination of the finger pulley system. J Ultrasound Med, 24(10)：1333-1339, 2005.
4) De Zordo T, et al.：Real-time sonoelastography: findings in patients with symptomatic Achilles tendons and comparison to healthy volunteers. Ultraschall Med, 31(4)：394-400, 2010.
5) Allison SJ, et al.：Musculoskeletal ultrasound: evaluation of ankle tendons and ligaments. AJR Am J Roentgenol, 194(6)：W514, 2010.
6) Trojian TH：Muscle contusion(thigh). Clin Sports Med, 32(2)：317-324, 2013.

第1章 スポーツエコー診療のための基礎知識

3 超音波ガイド下インターベンション

　運動器領域において超音波診断装置は広く用いられるようになった．超音波診断装置は，診断に加え超音波ガイド下インターベンションという治療ツールとしても用いることができる．特に関節注射や神経ブロックなどの注射を超音波ガイド下に行えることは非常に有用である．現在は超音波診断装置も普及しており，多くの臨床医が外来や手術室などで超音波ガイド下に注射を行える機会が増えてきている．

超音波ガイド下注射の利点

　薬液注入や貯留液の吸引，神経ブロックなどを超音波ガイド下に行うことができる．超音波ガイド下に行う注射が，解剖学的指標を頼りに行うよりも精度が高いことは多くの報告がある．精度の向上以外にも，周囲の組織や血管，神経などを確認しながら行えるため安全であり，注入の様子がリアルタイムに確認できるため薬液量を最小限に抑えることが可能なことも利点である．また関節液やガングリオン，囊腫などの貯留液を吸引する際には，針先の位置を調整しながら最大限吸引をすることも可能である．

超音波ガイド下注射のテクニック

1．平行法と交差法について

　超音波ガイド下注射の方法には，針とプローブの位置関係により平行法と交差法がある（図1）．

　平行法は，プローブの長軸に対し針を平行に穿刺する方法である．針全体の描出ができ，針先の位置がリアルタイムに確認できるため比較的簡易で安全な方法といえる．初心者や，周囲に血管・神経などが存在する場所には，まず平行法がよいと思われる．特に神経ブロックでは，針先の繊細な操作が必要とされるため平行法を選択すべきである．平行法では，プローブと針を平行にして穿刺するため，ある程度のスペースが必要とされる．隆起が多い場所などの穿刺にはあまり向かない．モニター上には，注射針が線状の高エコー像として描出される．超音波ビームが針に正確に位置すると，針全体がはっきりと描出され後方には線状高エコー像が描出される（多重反射：comet-tail artifact）（図1a）．

　交差法は，注射針とプローブ長軸が直交する方法である．浅い場所の穿刺や，プローブがはみ出してしまうような小さな部位の穿刺に向いている．モニター上では，針先が

3. 超音波ガイド下インターベンション

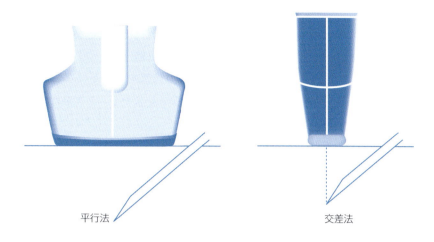

平行法　　　　　　　　交差法

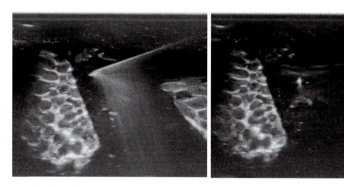

a：超音波画像
　左：平行法．針の全体像が確認でき，深部には comet-tail artifact を認める．
　右：交差法．針が点として確認できる．

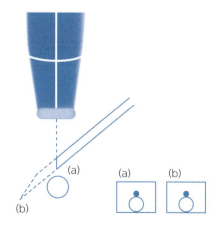

b：交差法における注意点
交差法ではプローブ下方(a)を通過後，(b)も同様に点状高エコーが描出され続けることに注意が必要である．

図1　平行法と交差法

プローブ下方にまで進むと高エコーな点として描出される（図1a）．交差法では，皮膚穿刺から点状高エコー像が描出されるまでは，針の位置は把握できない．また針先がプローブ下方を通過した後も，点状高エコー像は描出され続ける．つまりモニター上に点状高エコー像が現れた瞬間のみ針先がそこに位置するということになる（図1b）．交差法では，周囲組織の損傷を避けるために，十分なプレスキャニングを行い周囲に血管や神経などが存在しないかを確認する必要がある．

2. 利き手とプローブについて

注射器は利き手で扱うことが多いため，超音波ガイド下注射の際にはプローブを利き手でない方の手で走査することになる．日常診療の際にも利き手でない方の手でプローブ走査を行うようにしておくとよい．

3. 準　備

まず被検者をリラックスさせ，楽な体勢でいられるように体位をとらせ，安定した状態で手技が行えるようにする．診察室の状況次第であるが，装置と検者，穿刺部を調整してモニター・針・注射が直線上に位置するようにすると正確な穿刺が行いやすい．特に平行法の場合は，目からモニターまでの線上に，針とプローブの長軸が平行になることが理想である（図2）．

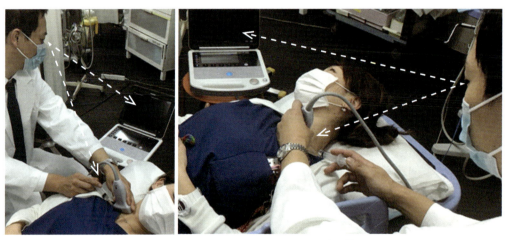

良くない例　　　　　　　　　　　　　　良い例

図2　モニター・プローブ・注射針の位置関係
右図のようにモニター・プローブ・検者が一直線に並ぶことが理想である．

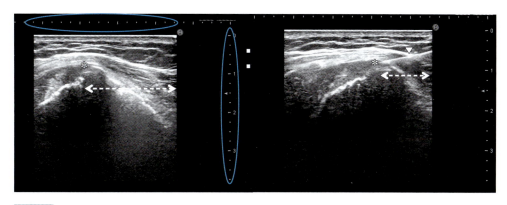

図 3a　穿刺前の位置決め

左図ではモニター右側から刺入する場合，目標（＊）までの距離（←…→）が長くなる．
注射針の長さを考え，右図のように目標を近づけ注射を行うとよい．
注射針（▽）目標までの距離の推測には，モニター上のスケールを参考にするとよい（丸囲み）．

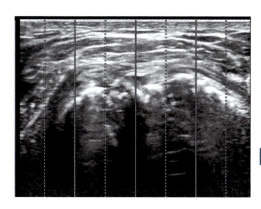

図 3b　アシスト機能

穿刺位置をわかりやすくするための機能である．
交差法での位置の把握に有用である．

4. プレスキャンから針の選択

　注射の精度を上げるためには，プレスキャンをしっかりと行い，針の刺入をイメージすることが非常に重要である．注射目標を確認し，平行法か交差法かを選択する．次に目標をモニター上の適切な位置に移動させる．平行法であれば目標が穿刺する側に近づくよう左右に調整し（図 3a），交差法では目標物がモニター中央に位置するように調整するとよい．また機種によっては位置を把握するためのアシストラインが表示できるものもある（図 3b）．

5. 注射針の選択

　針は太いほど，また注射針と超音波ビームの角度が垂直に近づくほど鮮明に描出される．comet-tail artifact も太い針の方がはっきりと描出される．当然細い針の方が痛みは少ないわけで可能な限り細い針を選択する方が望ましい．神経ブロックでは，神経損

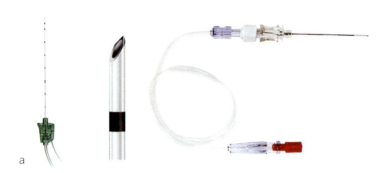

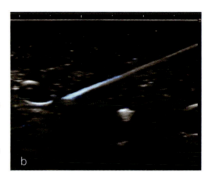

図4　注射針
a：神経ブロック用の針．
　　左・中：ステイムプレックス D ニードル（BBRAUN社）．
　　　　　先端は鈍になっている．
　　右：ビジオプレックス（ビゴン・ジャポン社）．
　　　　針先がサンドブラスト加工され視認性を高めている．
b：針に色をつけて強調する機能（コニカミノルタ社製）．

傷を避けるため針先が鈍にカットされているものの使用が推奨されている（図4a）．ガングリオンなどで粘稠性の高い液体の吸引にはある程度太い針（18～20G）が必要なこともある．プレスキャンで位置調整を行っても目標まで距離がある場合は，カテラン針などの長い注射針を選択する必要がある．距離の推定には，モニターのサイドにあるスケールを参考にするとよい（図3a）．

針を鮮明に描出させるために，加工が施され針先が高エコーに描出される注射針（図4a）などもある．また超音波診断装置のなかには，超音波ビームの出る角度を調整して針を描出しやすくする機能や，針を強調できる機能などを搭載しているものもある（図4b）．

6. 注射針を描出する際の注意点

　プレスキャンで目標とする組織および周囲の構造を確認し，針を選択したのち，刺入角度などをイメージして穿刺を行う．皮膚を穿刺してもモニターにすぐ針は描出されないので，数cm進むまではモニターを見ず手元のプローブと針の位置を意識しながら穿刺を行う．穿刺してすぐにモニターを見てしまうと思わぬ方向に針が進んでしまうことがある．

　針がうまく描出できない際には，注射針・プローブのどちらかを動かす必要がある．針を動かすと，被検者に痛みを伴う可能性があるため，まずはプローブを動かしてみて針の描出が可能かを確かめる．しかし，プローブを動かして針の描出ができたとしても，目標組織が描出されない場合には針側で調整を行うしかない．何度か試みてもうまく描出できない場合には，最初からやり直すほうがよい．

3. 超音波ガイド下インターベンション

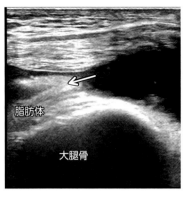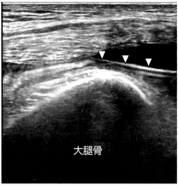

図 5a 膝関節の穿刺吸引

盲目的な穿刺では滑膜や脂肪体に針先が入る可能性がある．
　左：穿刺前．脂肪体の前には滑膜（←）が存在している．
　右：吸引中．吸引により滑膜が針先（▽）に寄せられている．

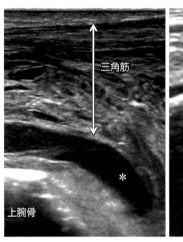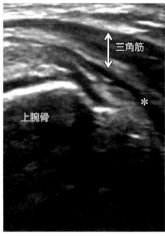

図 5b 肩関節の腫脹

肩峰下滑液包（＊）
　左：患側．滑液包に貯留はあるが，三角筋にも著明な腫脹を認めている（↔）．視診・触診
　　　を行っても，体表から関節の腫脹を正確に判断することは難しい．
　右：健側．

7. 超音波ガイド下注射の実際

a. 超音波ガイド下吸引

　関節液や血腫・ガングリオンなどさまざまな貯留液の吸引を超音波ガイド下に行うことができる．盲目的な穿刺では，明らかに腫脹しているにも関わらず，吸引が行えないことがある．この原因としては，針先が外にあることや，肥厚した滑膜に針先が触れてしまっていること（図 5a），また軟部組織の腫脹が著明で，実は関節内には貯留が少ないことなども考えられる（図 5b）．

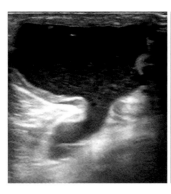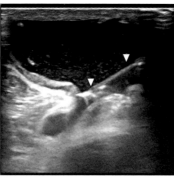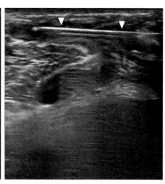

図 5c　ベーカー嚢腫の吸引
左：膝窩部のベーカー嚢腫（p.236参照）の超音波画像．
中・右：嚢腫内で深部から浅部に針を動かして吸引を行っている．注射針（▽）．

　肉離れの血腫吸引や滑液包，嚢腫の吸引も可能である．血腫を吸引することの是非に関しては，いまだコンセンサスは得られていないが，スポーツ復帰を早め骨化性筋炎などの予防に繋がるものと考えられている．
　また，超音波ガイド下に吸引を行えば，滑膜などを避けながら針先を動かし最大限吸引を行うことができる（図 5c）．

b. 超音波ガイド下での薬液注入

　関節内，腱周囲，滑液包への注入や神経ブロックなどを超音波ガイド下に行うことができる（図 6a）．
　関節内や滑液包への注射に関しては，さまざまな部位で超音波ガイド下に行うほうが解剖学的指標を頼りにした場合に比べ穿刺の精度が高いことが報告されている[1),2)]．特に関節内に液体貯留がない場合には，スペースが狭くなり精度が下がる．また肥満や体格が大きい場合や股関節などの深部の関節への注射も精度が低い．このような症例では超音波ガイド下の薬液注入が特に有用である．局所麻酔剤注入による疼痛消失の確認（キシロカインテスト）は，病態を把握するうえで有用な方法であるが，超音波ガイド下に注入を行うことでより信頼性が増す．
　腱付着部や腱鞘への注射では，病変部のみに注入が行えるため腱損傷やステロイドによる障害などの合併症を減らすことができる（図 6b）．
　神経ブロックは安全性と精度の面から，超音波ガイド下に行うことが特に勧められる．一回注入では，針先をしっかりと描出するために平行法で行うことが通常である（図 6c）．末梢神経内部は神経束が重なった構造をしており，角度による異方性を生じるため，プローブの角度を調整して神経がよく見える位置を調整する必要がある．
　気泡が混ざると描出が不鮮明になるため，穿刺前に除去しておく．穿刺は神経外膜の周囲または内部までとし，神経周膜内には進めないように注意が必要である．
　どのような場合にも，注入時に抵抗を認める場合は無理に行ってはならない．注入

3. 超音波ガイド下インターベンション

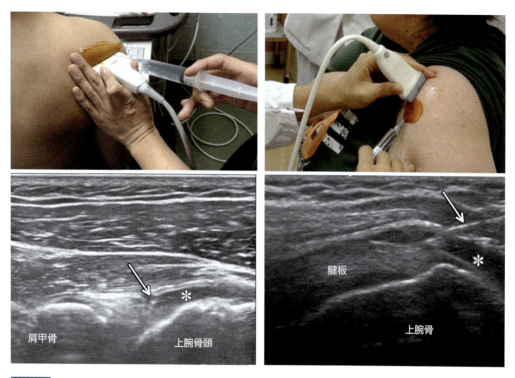

図 6a 関節・滑液包への注射
左(上下)：肩甲上腕関節への注射．交差法．
右(上下)：肩峰下滑液包への注射．平行法．
　　　　 薬液による膨らみ(＊)．注射針(↘)．

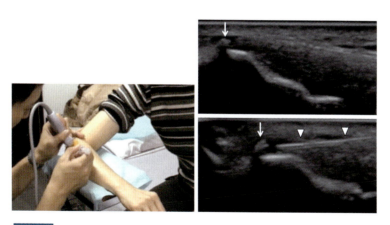

図 6b 肘外側上顆炎に対する注射
　左：平行法で針を刺入しているところ．
　右上：伸筋腱の外側上顆付着部が低エコーを呈し石灰の沈着を認める(↓)．
　右下：低エコー部分(↓)に注射針(▽)を進め薬液を注入している．

後は，周囲にインピーダンスの異なるもの（液体）が存在することになり描出が鮮明になることもある（図6d）．

第1章　スポーツエコー診療のための基礎知識

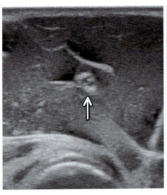
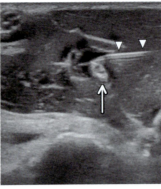

図6c　腋窩での筋皮神経ブロック

筋皮神経(↑)，注射針(▽)．
神経周囲に正確に薬液が満たされれば，神経を囲む低エコー領域ができる(ドーナツサイン)．

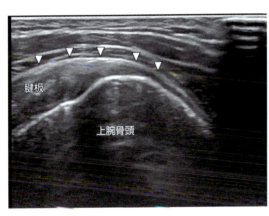
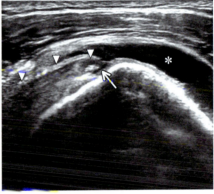

図6d　薬液注入前後での変化

左：薬液注入前の腱板長軸像(▽)．断裂ははっきりとしない．
右：肩峰下滑液包(＊)への薬液注入後は腱板断裂部が確認できる(↘)．

　現在では，手術における末梢神経ブロックを超音波ガイド下に行うことが当たり前のようになっている．最近は，超音波装置を設置している整形外科やペインクリニックなども増えてきており，ますます超音波ガイド下注射が普及すると考えられる．
　超音波診断装置の普及は，運動器疾患に関わる医師たちの診療スタイルを変えつつある．すでに超音波診断装置を診療に用いている医師たちの多くが，超音波ガイド下のインターベンションの有用性を感じている．また患者側としても病変部を提示され，そこに薬液が注入される様子が確認できるため，満足のいく治療になると思われる．

（岩本　航）

参考文献

1) Hoeber S, et al.：Ultrasound-guided hip joint injections are more accurate than landmark-guided injections：a systematic review and meta-analysis. Br J Sports Med, 50(7)：392-396, 2016.
2) Aly AR：Ultrasound-guided shoulder girdle injections are more accurate and more effective than landmark-guided injections：a systematic review and meta-analysis. Br J Sports Med, 49(16)：1042-1049, 2015.

4 血流・組織弾性の評価

超音波エラストグラフィ

　超音波エラストグラフィは非侵襲的かつ簡便に筋や腱組織の弾性（elasticity）を評価できる技術である．これまで「なんとなく硬い」などと検者の主観に頼らざるを得なかった運動器組織の弾性変化を，非侵襲的に評価できる画期的技術といえる．その臨床的有用性について文献を引用しながら紹介する．

　軟部組織の弾性は当該組織に加えられた圧縮応力に対する変形能（deformability）として定義され，ヤング率（p.236 参照）で表示される．Sarvazyan らは皮下組織，筋，結合組織などの軟部組織のヤング率は 1 kPa から 1,000 kPa の間であると報告し[1]，悪性腫瘍病変は正常組織よりも硬いと報告している．実際に乳がん組織の弾性は正常の乳腺組織の 10～15 倍であるとされる[2]．運動器組織の弾性は，腱炎付着部炎や神経筋障害などの良性疾患でも変化し，また年齢や運動負荷前後，創傷治癒過程での変化も報告されている．

　エラストグラフィの基礎となる原理はいくつかの方法が考案されてきた．主なものとして strain elastography および share wave elastography が挙げられる．これらの手法にはそれぞれに利点や限界がある．

1．strain elastography

　compression elastography とも言われる．調べたい部位に対してプローブにより徒手的に繰り返し応力を加え，応力に対する変位（ひずみ）をリアルタイムに算出する．応力は呼吸や心拍動などの生体の動きを利用するケースもある．strain elastography が実際に測定しているものはある部位の他の部位に対するひずみ比ともいえる．得られた部位ごとのひずみ比の情報は B モード画像に重畳して表示される．この分布図をエラストグラムと呼んでいる．主にカラーで乗せることが多く，色の乗せ方も選べる．画面中の関心領域の硬度を比較参照部位の硬度と比べることで評価する．このため比較参照部位は均一な弾性をもつものが望ましい．

2．share wave elastography

　物質の中を伝搬する剪断弾性波の速度は，物質の持つ弾性係数と正の相関がある．すなわち，剪断弾性波の伝搬速度が速いほど硬い物質であるといえる．share wave

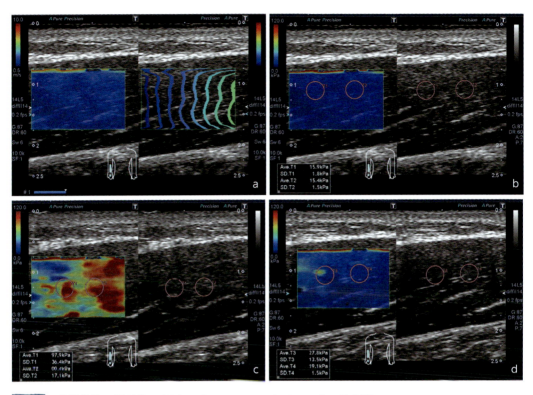

図1 前腕伸筋の長軸像における share wave elastgraphy の1例

a：安静時におけるエラストグラフィ（左側）と同一画面内の剪断弾性波の伝搬図（右側）．
b：Aのデータから任意の関心領域（○で囲われている）2ヵ所の弾性を測定した様子．画面左下に測定結果が表示され，関心領域内の平均値と分散が表示されている（単位はkPa．高いほど硬い）．
c：同一部位の収縮時のエラストグラフィと関心領域内の測定値．収縮により弾性が増加している．
d：繰り返しの収縮負荷を1分間継続したあとの安静時のエラストグラフィ．負荷前（B）に比べて弾性が増している．

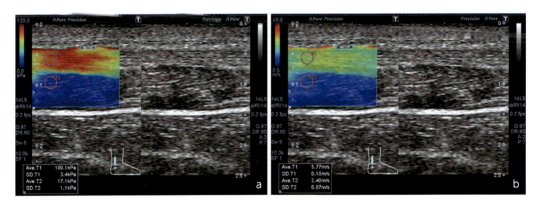

図2 アキレス腱実質部長軸像でのエラストグラフィ

測定範囲内において，上半分はアキレス腱部，下半分は深部のヒラメ筋筋腹関心領域（○で囲んでいる）内の弾性を測定したところ．腱実質部は筋腹に比べて硬いことがわかる．**a**は単位がkPa，**b**はm/sでの表示．

elastography はプローブから収束超音波パルス（プッシュパルス）を照射することで発生した剪断弾性波を超音波パルスで追跡し，その伝搬速度を計測することによって組織硬度を評価する方法である（図1, 2）．この手法の強みは定量的な評価が可能な点である（kPa や cm /s が単位となる）．

ピットフォール

strain elastography においては，用手圧迫という人為的プロセスを経る点が再現性の低下を生じさせる要素となる．プローブを常に垂直に保つ必要があること，圧迫と解除のサイクルの開始時や終了時のエラストグラムは不適切となる可能性が高く，サイクルの中間時点でのエラストグラムを採用すること，また最低3回はサイクルを繰り返し，静止画ではなく動画として保存したものを解析することが推奨されている．プローブに均一でない圧迫をかけることはデータの再現性を低下させる可能性がある．

share wave elastography では share wave を作るのに一定の深さが必要なため，きわめて浅い組織は観察することができない．また限られた範囲と形状のROIしか設定できない（例 5 mm×5 mm box, 1 mm×1 mm circle）こともこの手法の限界の一つといえる．

腱の弾性評価

アキレス腱に異常のない健常者の93％はアキレス腱内の組織硬度が比較的均一に高いことが示されている一方で，アキレス腱炎と診断された患者のうち50％が均一さを失い，比較的軟らかい部分が混在していたとの報告がある[3]．また別の報告では足部の屈曲進展によりアキレス腱のヤング率はそれぞれ伸展時に104 kPa，屈曲時に410 kPa，ニュートラル時に464 kPa であったとされている[4]．またエラストグラフィはBモードでは検出できないような細部の変性変化を検出できる可能性がある．Bモードとエラストグラフィ，および病理所見を比較した解析では，病理的に確認できたアキレス腱内の変性病変はエラストグラフィによって全例で検出できたのに対して，Bモードでは偽陰性が14％に生じたと報告されている[5]．

正常な上腕骨外側上顆の伸筋腱付着部は均一な弾性を持つ組織として描出されるが，典型的な外側上顆炎では比較的軟らかい部位を腱内に不規則に認めるとされている．身体所見により診断された38例の外側上顆炎に対して，Bモードは感度95％，特異度89％であったのに対し，エラストグラフィでは感度100％，特異度89％であった[6]．またばね指に対する検討からは，隣接した皮下組織と比較した A1 pulley の strain ratio は正常側が2.4であったのに対して，有症状のばね指側では4.2であったと報告している．また，ステロイド注射の3週間後には4.2から2.5に減少したと報告している[7]．

筋の弾性評価

　スポーツ障害の中には筋弾性の変化が原因と考えられている病態は多い．これまでは「なんとなく硬いですね」などと検者の主観に頼らざるを得なかった筋組織の弾性評価が非侵襲的にできることは大きな利点となりうる．筋組織は収縮や弛緩により弾性を変化させるほか，運動負荷の前後においても弾性が変化することが知られている．

　share wave elastographyを用いた検討によると，腓腹筋のヤング率は安静時では16.5 kPa，収縮時は225.4 kPa，ヒラメ筋は安静時14.5 kPa，収縮時55.0 kPa，前脛骨筋は安静時40.6 kPa，収縮時268.2 kPaであったと報告されている[8]．また柳沢らはstrain elastographyを用いた検討から，上腕二頭筋において運動前後での弾性を検討し，運動後に筋硬度は増加し運動後30分で運動前の弾性に戻ったと報告している[9]．

　脳性麻痺の患者において筋の硬い部位を同定することにも有用である可能性があり，ボツリヌス毒素の局所注射の部位選定に役に立つ可能性が示唆されている[10]．また肩こりをはじめとした筋膜性疼痛において疼痛を示すポイントでは隣接する組織に比べて硬くなっていると報告されている[11]．

その他の運動器軟部組織

　烏口上腕靱帯はニュートラルポジションにおいて健常者に比べて肩関節周囲炎では硬度が増すことが報告されている[12]．また膝関節や足関節の屈曲伸展位において坐骨神経の硬度変化を調べた研究では，膝伸展位では坐骨神経の硬度が増すことを報告している[13]．

　超音波エラストグラフィは比較的最近に導入された技術であり，臨床応用は発展段階とはいえ将来的な有用性を示唆する報告が散見される．今後は健側あるいは健常者との比較による病態解明，動作中や動作前後の硬度変化，治療後の経過観察，患者への定量的フィードバックによる患者教育の向上など，さまざまな有用性が報告され確立されることが期待される．

超音波ドプラ法

1. 超音波ドプラ法の原理

　超音波ドプラ法は生体内の血流を描出することができる画像技術である．もともと心臓内の弁の逆流などを検出するために開発されたが，現在では腹部臓器や体表組織における血管の存在診断にも用いられている（図3）．

　超音波ドプラ法において，プローブは設定された一定周波数の音源であると同時に反射してきた信号の受信器となる．プローブから超音波を2度以上発射し，反射してきた

4. 血流・組織弾性の評価

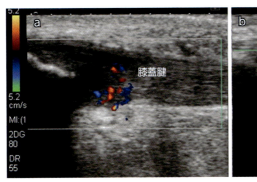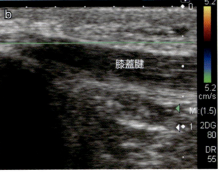

図3 膝蓋腱長軸におけるカラードプラ画像
a は腱炎を有している患側であり，b は同一患者の反対側（健側）．
患側では膝蓋腱の肥厚と深部の脂肪体の輝度上昇とともに，膝蓋腱実質内に健側では認められないドプラシグナルを認める．

　最初の信号と後の信号との違いを調べることで動いている物体（血管内の赤血球が反射体となる）のみを検出し色付け，Bモード画像に重畳するというものである．動かない物体は引き算で消している．カラードプラ法ではプローブに近づくものを赤系統で，遠ざかるものを青系統で表示している．プローブから発射する音源の周波数は計測対象の血流の速度に応じて選ぶ必要がある．例えば 30 cm/s 以下の速度を検出するように設定したとする．プローブに向かってくる血流は本来であれば赤で表示されるべきであるが，30 cm/s を超える速度の血流は，反対の青で表示されるようになってしまい，色による方向性の判断ができなくなる（折り返し現象）．このような場合は周波数の設定を 50 cm/s などの速い流速をとらえる設定に変更することで折り返しを避けることができる．しかし検査の目的が血流の存在診断で血流の向きを知る必要がない場合は折り返しを考慮する意義は薄いといえる．反対に低流速をできるだけ検出したい場合は設定を下げることで感度が上がる．調べたい血流ごとに適切な選択をする必要がある．

　パワーモード（信号強度表示）については方向性の情報はないが比較的に感度が増すため，微細血管の存在診断をしたい場合にカラーモードに比べると若干感度が上がるが，最近の機器では両者にそこまで大きな違いはない．

2. 運動器診療への応用

　運動器診療において，ドプラ法の臨床応用は比較的以前からなされてきた．
　関節リウマチにおいて超音波ドプラ所見は疾患活動性を反映するのみならず，関節破壊をきたす滑膜炎をより正確に反映するという報告[14]や寛解リウマチ患者の関節における無症候性のドプラ陽性所見が将来的な関節破壊をきたすリスクになるとの報告がみられ[15]，関節リウマチにおける超音波ドプラ所見が滑膜炎の活動性を直接反映していることが示唆される．滑膜炎の評価は調べているボックス内にドプラシグナルがどれくらい観察できるかというのを検者がスコア化する手法を用いており，定量化された数値

ではないことが多い．

ドプラ法は血流速度を定量化することができる．寺林らは前上腕回旋動脈の血流速度を調べたところ，夜間痛を有する有痛性腱板断裂の患者の収縮期血流速度は 34.9 cm/s であったのに対し，腱板断裂を有するものの症状のない被検者では 15.8 cm/s であったと報告している[16]．

超音波ドプラ法は評価しようとしている対象が血流であり，室温や姿勢，その時の血圧などさまざまな要因に影響を受けうることから再現性を確保するための工夫が必要であるといえる．また，ドプラ法でシグナルを検出できるのはある程度の速度を持った動脈や静脈であり，microcirculation のすべてを観察しているわけではない．造影剤を用いた MRI などの断層像検査などとは質的に大きく異なることを留意しておく必要性がある．例えば，最近になり炎症部に生じた異常な毛細血管の増殖と痛みとの関係が指摘されており，ドプラ法によりそれらがすべて可視化できるかのような見解を見受けることがあるが，超音波ドプラ法で見える血管は毛細血管レベルではなく，ある程度の大きさのものだけであるため，疼痛の部位に必ずしも異常なドプラ信号が見られるとは限らないことも心に留めておくべきであろう．

■おわりに■

本項ではエラストグラフィとドプラ法について概説した．弾性と血流というどちらも運動器疾患の原因と考えられている特性を非侵襲的にリアルタイムで観察できる技術である．このため今後もさまざまな知見をもたらしてくれる可能性があるモダリティといえる．それぞれの利点や限界をよく知ったうえで積極的に応用することが望まれる．

(奥野祐次)

参考文献

1) Sarvazyan A：Mechanical imaging：a new technology for medical diagnostics. International journal of medical informatics, 49(2)：195-216, 1998.
2) Krouskop TA, et al.：Elastic moduli of breast and prostate tissues under compression. Ultrasonic imaging, 20(4)：260-274, 1998.
3) De Zordo T, et al.：Real-time sonoelastography：findings in patients with symptomatic achilles tendons and comparison to healthy volunteers. Ultraschall in der Medizin (Stuttgart, Germany：1980), 31(4)：394-400, 2010.
4) Aubry S, et al.：Transient elastography of calcaneal tendon：preliminary results and future prospects. Journal de radiologie, 92(5)：421-427, 2011.
5) Klauser AS, et al.：Achilles tendon assessed with sonoelastography：histologic agreement. Radiology, 267(3)：837-842, 2013.
6) De Zordo T, et al.：Real-time sonoelastography of lateral epicondylitis：comparison of findings between patients and healthy volunteers. AJR American journal of roentgenology, 193(1)：180-185, 2009.
7) Miyamoto H, et al.：Stiffness of the first annular pulley in normal and trigger fingers. The Journal of hand surgery, 36(9)：1486-1491, 2011.
8) Shinohara M, et al.：Real-time visualization of muscle stiffness distribution with ultrasound shear wave imaging during muscle contraction. Muscle & nerve, 42(3)：438-441, 2010.

9) Yanagisawa O, et al.: Evaluation of human muscle hardness after dynamic exercise with ultrasound real-time tissue elastography: a feasibility study. Clinical radiology, 66(9): 815-819, 2011.
10) Vasilescu D, et al.: Sonoelastography contribution in cerebral palsy spasticity treatment assessment, preliminary report: a systematic review of the literature apropos of seven patients. Medical ultrasonography, 12(4): 306-310, 2010.
11) Shankar H, et al.: Two- and three-dimensional ultrasound imaging to facilitate detection and targeting of taut bands in myofascial pain syndrome. Pain medicine (Malden, Mass), 13(7): 971-975, 2012.
12) Wu CH, et al.: Elasticity of the Coracohumeral Ligament in Patients with Adhesive Capsulitis of the Shoulder. Radiology, 278(2): 458-464, 2016.
13) Andrade RJ, et al.: Non-invasive assessment of sciatic nerve stiffness during human ankle motion using ultrasound shear wave elastography. Journal of biomechanics, 49(3): 326-331, 2016.
14) Ikeda K, et al：Correlation of radiographic progression with the cumulative activity of synovitis estimated by power Doppler ultrasound in rheumatoid arthritis：difference between patients treated with methotrexate and those treated with biological agents. The Journal of rheumatology, 40(12): 1967-1976, 2013.
15) Brown AK, et al.: An explanation for the apparent dissociation between clinical remission and continued structural deterioration in rheumatoid arthritis. Arthritis and rheumatism, 58(10): 2958-2967, 2008.
16) Terabayashi N, et al.：Increased blood flow in the anterior humeral circumflex artery correlates with night pain in patients with rotator cuff tear. Journal of orthopaedic science: official journal of the Japanese Orthopaedic Association, 19(5): 744-749, 2014.

5 スポーツ現場での超音波診断装置の使い方

超音波診断装置の携帯化

　超音波診断装置は 2000 年頃より本体の性能が向上したことと，高分解能を有した高周波（10 MHz 以上）プローブの使用が可能となったことにより，鮮明な画像が描出できるようになった．さらに 2005 年頃より，超音波診断装置の携帯化が進んだ．これらの改善により，これまで病院内で行われていた超音波検査が診断の正確性の向上とともに，スポーツ現場で施行可能となった（図 1, 2）．

　携帯型超音波診断装置は外傷の初期診断のほか，検診で使用されることが多い．

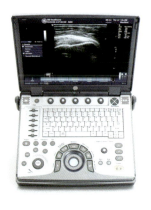
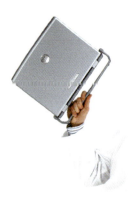

図1　携帯型の超音波診断装置
（提供：GE ヘルスケア・ジャパン株式会社）

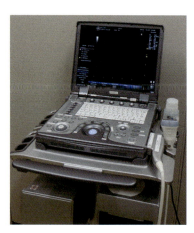

図2　病院での設置の様子

スポーツ現場での超音波検査の適応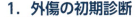

1. 外傷の初期診断

　超音波検査では，筋，腱，靱帯，骨，軟骨など，運動器の構成要素のほとんどすべてが描出でき，評価が可能である．特に軟部組織の描出に優れているため，従来MRI検査を施行していた筋や腱の損傷に対しての初期診断やスクリーニングとして大きな助けとなる．他の画像検査と比べて分解能が高く，より小さな損傷もわかるとされるが，検者によって描出の精度は異なる．また，一度に表示できる範囲が狭いため，検者は自分で走査範囲を決めてプローブを動かしながら検査しなければならない．

2. 検　診

　超音波診断装置を用いて検診を行うメリットの一つは，無症候性，あるいは症状が軽度のうちに組織の損傷が生じている画像を捉えられることであり，障害の予防や進行防止へとつなげられる．検診は野球肘に対し施行されることが多いが，競技によって障害の多い部位にフォーカスをあて，施行するべきである．バスケットボールは足関節，サッカーは足部，水泳は肩などが調べられており，その報告が散見される．

方　法

　プローブを組織に垂直にあて，平行移動させながら描出することが基本となる．健側との比較は診断に有用な手段である．組織は長軸と短軸の2方向で評価することが多いが，その描出の方法は各部位によって特徴が少しずつ異なるため，詳細は第3章（p.95～）を参照されたい．

具体的な使い方

　筆者らは大学水泳選手とプロ野球選手を対象に，肩の検診を行っている．

1. 大学水泳選手への使用

　筆者らは大学体育会の各部活のフォローを行っており，筆者は水泳部競泳部門を担当している．検診は練習の合間に行っている（図3）．
　超音波所見（表1）のほか，疼痛や身体所見も調査して，その関連を調べている．肩は腰，膝とともに水泳によるスポーツ障害の三大好発部位の一つで，一流水泳選手の約20%が肩痛を有するとの報告がある．筆者らの調査では，約半数が肩痛をかかえてお

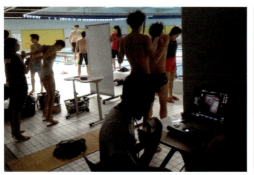

図3 プールサイドでの使用の様子

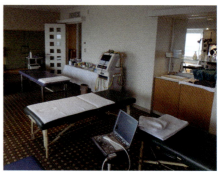

図4 プロ野球春季キャンプでの使用の様子

表1 大学水泳部競泳選手の超音波所見

LHBの横径	4.88 ± 0.72 mm
LHB周囲の水腫	9肩(23.7%)
LHB脱臼，亜脱臼	0肩
SF：腱板の厚さ	5.77 ± 0.93 mm
MF：腱板の厚さ	4.94 ± 0.99 mm
腱板完全断裂	0肩

(n = 38)

上腕二頭筋長頭腱（LHB）に関する所見と，腱板は大結節のsuperior facet（SF）とmiddle facet（MF）の部分で厚さを測定し，完全断裂の有無を調査した．

り，超音波所見では上腕二頭筋長頭腱（LHB）周囲の水腫の有無と肩痛（VAS）に有意な関連があり，腱板の厚さは部位によっては厚くなるとともに，肩痛が増加する傾向があった[1]．

この結果は，所見を有する選手を病院で診療したり，練習前後のリハビリメニューを指導したりすることに役立てている．水泳では多くの選手が肩痛によりパフォーマンスの低下を強いられており，水泳選手の肩痛対策は重要な課題と考えている．

2. プロ野球選手への使用

筆者らはプロ野球球団のチームドクターを行っており，試合に加えて毎年2月に沖縄県で行われている春季キャンプの帯同も行っている．その際に，必ず練習場などに携帯型の超音波診断装置を持参し，選手の運動器の愁訴に対する診断の助けとしている（図4）．

シーズン終了後の毎年11〜12月に球団に所属する全選手を対象にメディカルチェックを行っている．大リーグの報告では，障害部位は肩が最も多く，出場選手の登録抹消の原因も肩の障害が最多であるといわれている[2]．

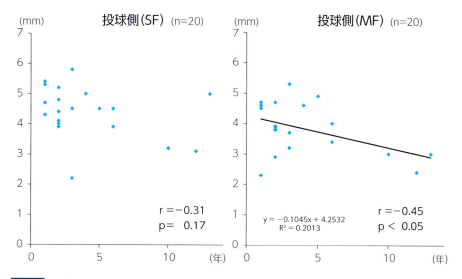

図5 プロ野球投手の腱板の厚さとプロ歴の相関

大結節の superior facet (SF) と middle facet (MF) の2ヵ所で測定を行った．投球側の MF での腱板の厚さは，プロ歴が長いほど有意に薄かった．

　以上の理由より現在筆者らは肩関節を中心に調査している．

　両肩の前方走査と外上方走査を，過去の報告で標準化された方法で施行している[3]．前方走査では，主に LHB を調べており，断裂や脱臼・亜脱臼，周囲の水腫などを評価している．外上方走査では主に腱板を調べ，腱板断裂や腱板の形態や性状，厚さなどを評価している．筆者らの調査では，プロ野球投手において，腱板の厚さはその部位によってはプロ歴が長いほど，有意に菲薄化していた（図5）．腱板の菲薄化は腱板部分断裂を示唆する所見の一つである．このメディカルチェックの対象は，現在現役で活躍中の選手たちであるが，そのような選手であっても腱板損傷を抱えている可能性があり，慎重な経過観察が必要と思われた．

　このような超音波を用いたメディカルチェックによって，選手が高いパフォーマンスで，より長い期間競技を継続できる環境を構築することを目標としている．

（小松秀郎）

参考文献

1) 小松秀郎, 他：大学水泳選手における肩痛と超音波所見・理学所見との関連. 整スポ会誌, 36(1)：55-59, 2016.
2) Conte S, et al.：Disability days in major league baseball. Am J Sports Med, 29(4)：431-436, 2001.
3) Teefey SA, et al.：Ultrasonography of the rotator cuff. A comparison of ultrasonographic and arthroscopic findings in one hundred consecutive cases. J Bone Joint Surg Am, 82(4)：498-504, 2000.

6 心エコーの見かた

　心臓は絶え間なく拍動している臓器であり，心エコーを撮ることができるようになれば，そのダイナミックな動きを観察することが可能である．しかしながら，胸骨や肋骨などの胸郭に守られている臓器であるために，限られた領域から観察する技術を必要とする．本項では，心エコー初心者が最低限の画像を描出するための技術を紹介する．

誰に対して心エコーを実施するか？

　競技スポーツに関わるすべての競技者に対して心エコーを実施するのが望ましい．しかしながら，費用やマンパワーの問題から全員に実施するのは困難である．そこで，一定の基準を設けて，対象者を絞り込むのが現実的である．一例として，国立スポーツ科学センターにおけるトップアスリートを対象としたメディカルチェック時の心エコー実施の基準を示す（表1）．各施設の状況に応じた基準を策定してもよいが，以下の項目にあてはまる場合には心エコーを必ず実施していただきたい．

① マルファン症候群（高身長で腕や足が長い身体特徴を有し，大動脈解離・破裂による突然死を生じる可能性がある）が疑われる高身長者．
② 心電図異常．
③ 心臓と関連する自覚症状を有する．
④ 心臓突然死の家族歴，失神の既往歴を有する．
⑤ 過去の検査において，心エコーでの経過観察を勧められた場合．

どのように心エコーをとるのか？

1．プローブの種類

　周波数2.5〜5 MHzの心臓専用のプローブがあり，これを使用しないと適切な描出が行えない．

2．プローブの位置

　心臓は胸郭に保護されている臓器なので，胸骨，肋骨，肺などを避けて描出する必要がある．体型により異なるが，基本的には図1の2ヵ所（胸骨左縁，心尖部）でほとんどの画像が得られる．

表1　国立スポーツ科学センターにおけるメディカルチェック時の心エコー実施基準

1. 初診で，身長が男性で190 cm以上，女性で180 cm以上（マルファンチェックの検査の1つとして施行）．
2. 胸部X線写真で，心胸郭比50%以上．
3. 心電図異常（V3-6誘導での陰性T波，心室期外収縮，V4-6誘導におけるT波の平低化，Brugada型心電図波形，完全左脚ブロック，左脚前枝／後枝ブロック，左軸偏位，右軸偏位＋（不）完全右脚ブロック＋右心負荷所見など）
4. 胸痛，動悸，労作時呼吸困難などの自覚症状がある（必要に応じて，ホルター心電図，運動負荷心電図検査を考慮）．
5. 心臓突然死の家族歴，失神の既往歴を有する場合．
6. 過去の心エコー所見で，定期的な経過観察を要する所見がある場合．
7. 上記以外の理由で必要と判断した場合．

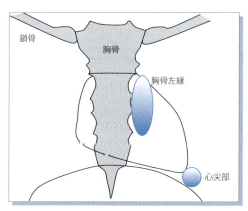

図1　心エコーでプローブをあてる位置
第3または第4肋間胸骨左縁，心尖部にプローブをあてると，心臓の動きを観察するのに適した画像が得られる．

3. 体位

　被検者を左側臥位とし，検者は被検者の右側に座り，右手にプローブを持ち，左手で機器の操作を行う．胸骨左縁からのアプローチの場合は被検者を左側臥位に，心尖部からのアプローチの場合は仰臥位とするのが一般的である．なお，左手でもプローブを操作することができれば，検査室内の配置にかかわらず，また被検者との接触を少なく，心エコーを撮ることができる．

第1章　スポーツエコー診療のための基礎知識

心エコーにおける一般的画像

　胸骨左縁から2つの断面像を記録し，心尖部から3つの断面像を記録する．通常の検査では，以下の5つの画像を記録しておけば十分である．
1) 胸骨左縁長軸像
2) 胸骨左縁短軸像
3) 心尖部四腔像
4) 心尖部二腔像
5) 心尖部三腔像

1. 胸骨左縁長軸像（parasternal long-axis view）

　プローブを第3あるいは第4肋間胸骨左縁にあてて，左室長軸方向にあわせると図2のような画像が得られる．左室，心室中隔，左室後壁，右室，大動脈弁，僧帽弁，左房が同時に描出される．

2. 胸骨左縁短軸像（parasternal short-axis view）

　プローブを胸骨左縁長軸像の状態から90°時計方向に回す．すると左室が円形になった像が得られる．

a. 大動脈弁レベル（図3a）

　左室が円形に見える状態から少し頭側にビームを向ける（プローブの位置を変えずに尾側に傾ける）と大動脈弁が見える．大動脈弁は3つの部分から構成されているかを確認する．2つしかなかったり，3つに見えてもお互いにつながって見えたりする場合は，二尖弁という先天性心疾患である．大動脈弁の周囲を，右心系（右房→右室→肺動脈）の血流が時計回りに流れている．

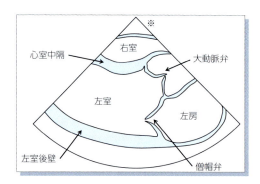

図2　胸骨左縁長軸像
心エコーにおける最も基本的な画像である．この画像を適切に描出していないと，左室短軸像が斜めに切れた不適切な画像となってしまう．なお，※印はプローブについているマーカー（突起物など）の方向を示している（以下の図には表記しないが，画像の右側がマーカーの方向である）．

6. 心エコーの見かた

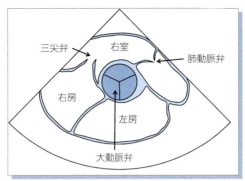

図 3a　胸骨左縁短軸像の大動脈弁レベル
心房中隔欠損症があると左房から右房への血流が見える（カラードプラ法を使用）．

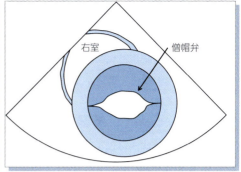

図 3b　胸骨左縁短軸像の僧帽弁レベル

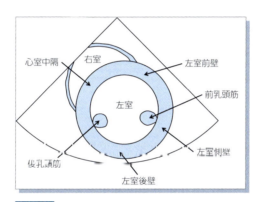

図 3c　胸骨左縁短軸像の乳頭筋レベル
左室の壁運動を評価するのに最も適している画像である．左室が正円形に描出されるようにプローブの位置を調整するのがポイントである．

b. 僧帽弁レベル（図 3b）

大動脈弁レベルから少し尾側にビームを向けると，僧帽弁が魚の口のように開口するのが見える．

c. 左室（乳頭筋）レベル（図 3c）

僧帽弁レベルからさらに尾側にビームを向けると，左室が円形に見える．左室の壁運動を評価するのに適している．

3. 心尖部四腔像 (apical 4-chamber view)（図4）

触診で心尖拍動を探し，その付近にプローブをおき，心尖部が扇形の頂点に位置し，左室内腔が最大に描出されるように微調整を行う．心エコー初心者にはきれいに描出するのが意外と難しい画像である．

4. 心尖部二腔像 (apical 2-chamber view)（図5）

心尖部四腔像の位置のまま，プローブを90°反時計方向に回す．すると左室と左房だけの像が得られる．

5. 心尖部三腔像 (apical 3-chamber view)（図6）

心尖部二腔像の状態から，さらに少し反時計方向にプローブを回すと，左室と左房に加えて，上行大動脈と大動脈弁が見えてくる．

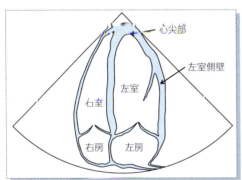

図4　心尖部四腔像

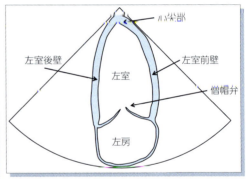

図5　心尖部二腔像
心尖部四腔像からプローブを反時計方向に90°回転させると得られる．

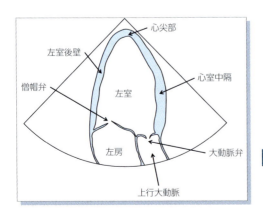

図6　心尖部三腔像
心尖部二腔像からプローブをさらに反時計方向に回転させると得られる．

心エコーで何をみるか？

前述の5つの断面像を正確に描出することができれば，あとは機械を操作しての計測のみとなる．

1．距離の計測

静止画像上において距離を計測する方法以外に，Mモードに切り替えて心腔内の距離を計測することが可能である．

胸骨左縁長軸像の大動脈弁レベルでMモード計測した画像と左室レベルで計測した画像を示す（**図7**）．内腔および壁厚の計測では境界となるエコーに幅があるため，原則として各エコーの前面（leading edge という）において測定を行う．主な計測値の正常値を**表2**に示す．

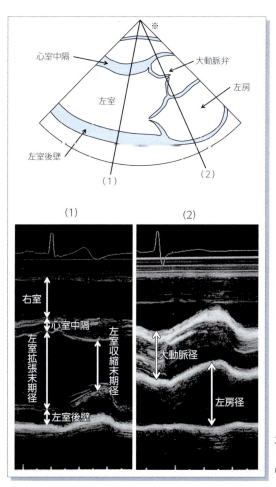

表2	心エコーにおける主な計測値の正常値
大動脈径	20〜35 mm
左房径	20〜40 mm
心室中隔壁厚	7〜12 mm
左室拡張末期径	40〜55 mm
左室収縮末期径	30〜45 mm
左室後壁	7〜12 mm
左室駆出率	60〜80%

左室レベルでのMモード図が(1)，大動脈弁レベルでのMモード図が(2)である．心電図のQ波の位置が左室拡張末期に相当する．

図7 胸骨左縁長軸像におけるMモード図

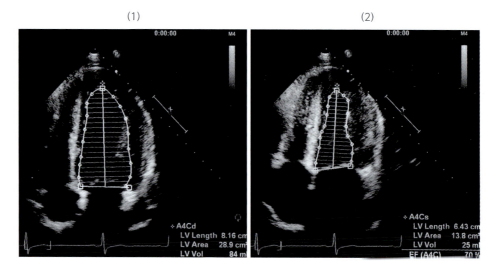

図8 心尖部四腔像における左室駆出率の計測

静止画像の状態で機械に記憶されている画像を動かし，左室拡張末期の状態に合わせて左室内膜をトレースする(1)．その後，収縮末期に移動して，同様に左室内膜をトレースする(2)．すると(2)の画像の右下に，EF(A4C) 70%と算出される．
心尖部二腔像において同様の操作を行うと，より精度の高い左室駆出率を測定できる．

2. 容積の計測

　心尖部四腔像，心尖部二腔像において，左室拡張末期および収縮末期の内膜をトレースすることによって，左室容積を求めることができる（図8）．同時に左室駆出率（左室拡張末期容積に対して，1心拍で拍出される血液量の割合）も算出される．

　これら計測以外に，ドプラ法により弁膜症（逆流や狭窄）の程度を評価することや，心腔内圧を推定することも可能であるが，詳細については成書に譲る．

どのような異常所見に注意するのか？

　心エコー検査の最大の目的は，スポーツ中の突然死を予防することである．マラソンにおいては，10万人当たり約1.5人の割合で心肺停止が生じている[1]．心エコーでわかる疾患の中で突然死を生じる可能性が高い疾患は肥大型心筋症（左室壁が厚くなる），拡張型心筋症（左室径が拡大して左室駆出率が低下する），マルファン症候群などである．
　国際サッカー連盟は，2006年のドイツワールドカップから，参加全選手に事前の心エコー検査を義務付けている[2]．心エコーの検査項目は，本項で取り扱っていない右心系指標が多く含まれている．これは，突然死の可能性がある不整脈源性右室心筋症の発

見を念頭においたものである．しかしながら，これらの項目は日常臨床の現場では頻繁には測定しないものである．

川崎病（p.236 参照）という小児期の感染症罹患歴がある場合には，冠動脈瘤の有無を心エコーで確認することもできるが，確認が困難な際にはCTによる精密検査も考慮する．

軽度〜中等度の大動脈弁逆流や僧帽弁逆流が存在する場合には，定期的な心エコー検査による経過観察を考慮する．また，前述の大動脈二尖弁では，運動の可否を詳細に検討する必要がある．

左右心房を隔てている壁に穴が開いている心房中隔欠損症が，心エコーにより見つかることもある．循環器専門医に相談の上，競技継続の可否について検討する必要がある．

持久系のスポーツ選手に"スポーツ心臓"と呼ばれる形態変化が見られることがある．左室拡張末期径が軽度拡大し，心室中隔壁厚と左室後壁がやや厚くなるものである．一般に，スポーツ心臓は病的所見ではなく，生理学的変化と考えられており，可逆的なものである．

■おわりに■

心エコーの撮り方について概説したが，きれいな画像を描出するにはかなりの経験を必要とするのが一般的である．多くの読者にとって，本項が心エコーを撮り始める契機となることを願っている．

（真鍋知宏）

参考文献

1) 真鍋知宏, 他：日本陸連公認コースマラソン大会における医療体制および心肺停止の現状. 日本救急医学会雑誌, 24(8)：572, 2013.
2) 島田和典, 他：各競技団体の突然死予防対策　サッカー. 臨床スポーツ医学, 29(2)：175-179, 2012.

第2章

スポーツエコー診療に必要な
解剖学

1 肩関節

　肩関節においては，描出の対象となる組織が超音波の届きやすい体表近くに存在することと，骨の影となり超音波が届かない部分が少ないため，超音波による診断や治療が特に適した関節である．本項では，スポーツエコー診療を行うにあたって，肩関節周辺に発生する障害を有する頻度の高い部位の超音波像と解剖を記述する．

【上腕二頭筋長頭腱】

　上腕二頭筋長頭腱（the long head of the biceps tendon：LHB）は肩甲骨関節窩の上方から起始し関節内を走行して，腱板疎部から関節外への出口付近で走行を変えて，結節間溝を通り上腕二頭筋の筋腹へと至る．超音波で描出するのは主に関節外を走行している部分である（図1）．

　アスリートに関しては，無理な投球動作や過度な投球で負担がかかる部位であり，肩前方の疼痛の原因の一つになることが多い．

　前方走査の短軸像（図2）と長軸像（図3）で，LHBの断裂の有無，脱臼・亜脱臼の有無，LHB周囲の水腫の有無，腱炎などの腱の性状を調べる．LHB周囲の水腫の有無は，広がりや程度により肩関節水腫を示唆し，関節内病変の存在が予測される（図4）．短軸像でLHBを描出する際は，プローブをやや頭側に傾けて（LHBに垂直にあてる），卵円形の高エコー像とすることが基本となる（図2）．

　LHBは肩の超音波検査で最初に描出することが多い部位であり，上記所見は被検者の肩に異常所見があるかの推測に役立つ．

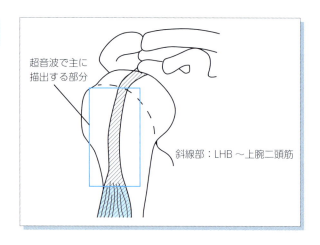

図1　LHBの解剖

1. 肩関節

| 図2 | 前方走査の短軸像 |

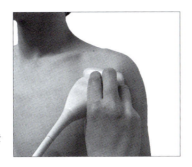

a：LHBにプローブを
あてたところ

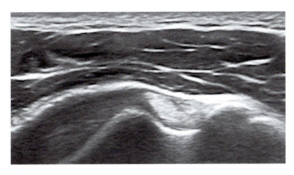

b：超音波画像
LHBは卵円形の高エコー像を呈する．

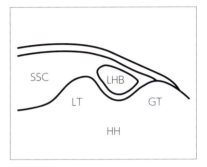

c：解剖模式図
GT：大結節，LT：小結節，HH：上腕骨頭，
LHB：上腕二頭筋長頭腱，SSC：肩甲下筋

| 図3 | 前方走査の長軸像 |

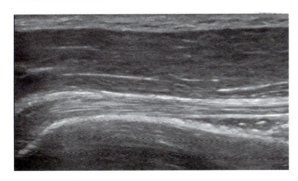

a：超音波画像
LHBは線状高エコー像を呈する．

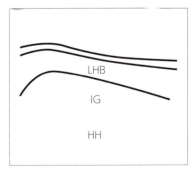

b：解剖模式図
IG：結節間溝，HH：上腕骨頭，
LHB：上腕二頭筋長頭腱

図4 LHB周囲の水腫の超音波画像

無エコーの部位が水腫(↘).

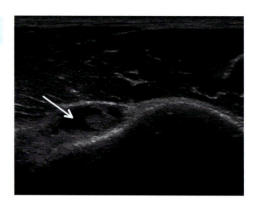

【関節唇】

　関節唇は，肩甲骨関節窩の全周をとりまいており，関節窩に対する上腕骨頭の安定性に関して重要な組織である（図5）．

　他の部位の描出ではリニアプローブの使用が一般的だが，関節唇の場合は走査部位にフィットするため，小型のコンベックスタイプが有用である[1]（図6）．

　正常な関節唇は，肩甲骨関節窩から連続性を保ちながら三角構造の高エコーで描出される（図7）．

図5 関節唇の解剖

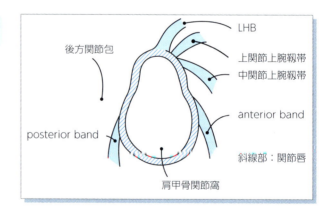

図6 プローブの種類

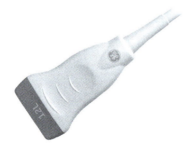 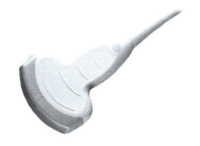

走査方式：リニア　　　　　　走査方式：コンベックス
(提供：GEヘルスケア・ジャパン株式会社)

図7　関節唇の描出

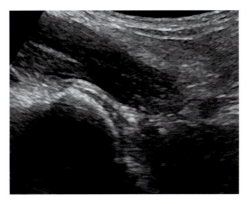
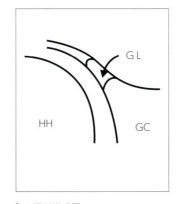

a：超音波画像

b：解剖模式図
GL：（前下方）関節唇，
GC：関節窩，HH：上腕骨頭

　アスリートに関しては，前下方関節唇では腋窩からの走査で，肩関節前方脱臼に伴う損傷や変位[2]，周囲の骨や関節包の病変を調べる．上方関節唇は，肩峰，鎖骨間隙間からの走査で，投球障害の原因の一つであるSLAP損傷での剥離などを調べる．

【腱　板】

　腱板は，肩甲下筋，棘上筋，棘下筋，小円筋の腱から構成され，上腕骨頭を取り囲むように停止している（図8）．

　肩甲下筋は前方走査で描出し（図9），棘上筋，棘下筋，小円筋は外上方走査で描出する．外上方走査では手掌を同側の腸骨付近にあて肩を軽度伸展させる（図10）ことで，肩峰下に隠れている腱板を露出させ，より多くの部分を調べることができる[3]．

　アスリートに関しては，スポーツ外傷やオーバーヘッドスポーツに関する腱板炎，部分断裂と完全断裂などを調べる．

【肩鎖関節】

　肩鎖関節は，肩峰と鎖骨遠位端からなる関節であり，関節包，肩鎖靱帯，烏口鎖骨靱帯によって支持されている．烏口鎖骨靱帯は円錐靱帯と菱形靱帯からなる．これらが断裂すると，多くの場合，鎖骨が上方に転位し肩鎖関節が脱臼する．また，関節内には円板が存在し，高超音波で描出されるが，確認ができないことも多い．

　肩鎖関節を超音波で描出することは比較的容易だが（図11），わかりにくい場合は鎖骨を内側から外側へ向かって走査するとよい．外傷では鎖骨遠位端に骨片を認めることもある．

図8　腱板の解剖

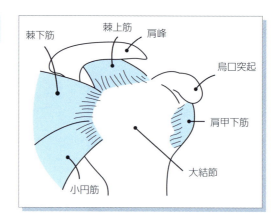

図9　前方走査での肢位

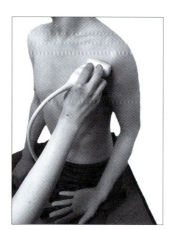

a：肩甲下筋にプローブをあてたところ

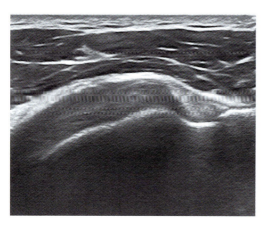

b：超音波画像

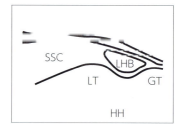

c：解剖模式図
GT：大結節，LT：小結節，HH：上腕骨頭，
LHB：上腕二頭筋長頭腱，SSC：肩甲下筋

　アスリートに関しては，相撲，アメリカンフットボール，ラグビーなどのコンタクトスポーツで損傷することが多く，捻挫から脱臼まで程度はさまざまである．

（小松秀郎）

1. 肩関節

図10 外上方走査での肢位

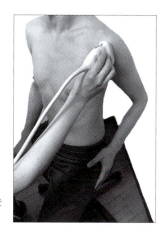

a：棘上筋～棘下筋にプローブを
あてたところ

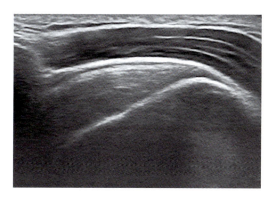

b：超音波画像

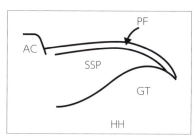

c：解剖模式図
GT：大結節，HH：上腕骨頭，AC：肩峰，
PF：peribursal fat，SSP：棘上筋

図11 肩鎖関節の描出

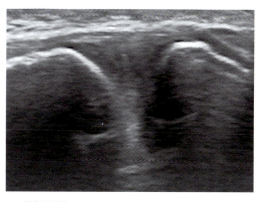

a：超音波画像

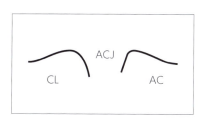

b：解剖模式図
CL：鎖骨，AC：肩峰，ACJ：肩鎖関節

参考文献

1) 杉本勝正：肩関節スポーツ障害のエコー診断．関節外科，28(8)：44-53，2009．
2) Sugimoto K：Ultrasonographic evaluation of the Bankart lesion. J Shoulder Elbow Surg, 13(3)：286-290, 2004.
3) Teefey SA, et al.：Ultrasonography of the rotator cuff. A comparison of ultrasonographic and arthroscopic findings in one hundred consecutive cases. J Bone Joint Surg Am, 82(4)：498-504, 2000.

2 肘関節

　肘関節は，体表面の隆起が少なく，超音波診断装置による観察が比較的容易な部位である（図1）．観察の際は，前方・後方・内側・外側の4つの走査が基本となる．本項では各走査における超音波解剖について述べる．

【前方走査】

重要な組織：上腕筋，上腕二頭筋，正中神経，橈骨神経

短軸像

① 肘関節近位（図2）

　肘関節近位の短軸像では，浅層に上腕二頭筋，深層に上腕筋が観察できる．さらに深層には上腕骨が存在する．上腕動脈と正中神経は常に隣接しており，これらの筋の尺側を走行する．

② 上腕骨遠位（図3）

　上腕骨遠位の短軸像では，前方の関節面が描出できる．関節面では軟骨下骨が波打つ高エコーラインとして確認できる．橈側1/3が小頭部分で，尺側2/3が滑車部分である．高エコーラインの表層には，低エコー像を呈する関節軟骨が帯状に描出される．この位

図1　肘関節の解剖

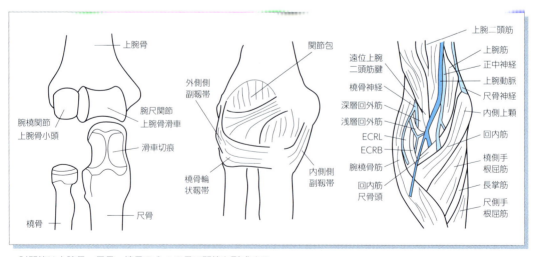

肘関節は上腕骨・尺骨・橈骨の3つの骨で関節を形成する．
関節周囲には，靱帯や関節包が存在し，表層には筋・腱が存在する．

2．肘関節

> 図2　前方走査短軸像（肘関節近位）

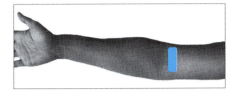

a：プローブの位置

b：超音波画像
浅層に上腕二頭筋，深層に上腕筋が確認できる．
この位置では上腕二頭筋は筋成分であり，内部には高エコーを呈する筋内腱が確認できる（▽）．上腕筋の尺側には，上腕動脈と正中神経が並走している．

> 図3　前方走査短軸像（上腕骨遠位）

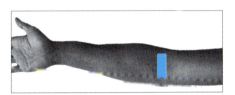

a：プローブの位置

b：超音波画像
上腕骨遠位では前方関節面が描出される．橈側には上腕骨小頭，尺側には滑車の関節面が確認できる．この位置では，上腕二頭筋腱は腱成分となるため高エコーを呈する．尺側では正中神経と上腕動脈が，橈側では腕橈骨筋の深層に橈骨神経が確認できる．

置では，上腕二頭筋腱は遠位の腱成分となるため高エコー像を呈する．上腕二頭筋腱の尺側には，上腕動脈と正中神経が確認できる．橈側には腕橈骨筋と上腕筋との間に橈骨神経が確認できる．

長軸像

① 腕尺関節（尺側）（図4）

尺側の長軸像では腕尺関節が確認できる．近位の上腕骨側には鉤突窩が存在し，高エコーを呈する脂肪体を認める．その表層には上腕筋が確認できる．遠位の尺骨側には鉤状突起を認め，上腕筋が付着する様子が確認できる．

② 腕橈関節（橈側）

橈側では腕橈関節が確認できる．上腕骨小頭と橈骨頭の関節面が描出される．

図4 前方走査長軸像（腕尺関節）

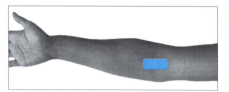

a：プローブの位置

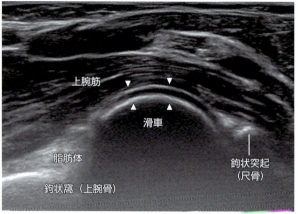

b：超音波画像

関節面では、高エコーな軟骨下骨に沿うように低輝度な軟骨層（低エコー）が確認できる（▽）．鉤状窩には，高エコーを呈する脂肪体が存在する．関節前面には上腕筋が存在し，尺骨に付着する様子が確認できる．

図5 前方走査長軸像（腕橈関節）

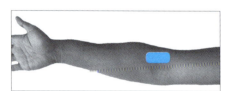

a：プローブの位置

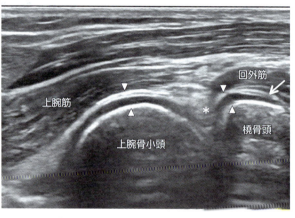

b：超音波画像

上腕骨小頭と橈骨頭前面の軟骨下骨（△）と関節軟骨（▽）が確認できる．
腕橈関節内には滑膜ひだ（＊），橈骨頭前方には高エコー像を呈する輪状靱帯（↗）が確認できる．

関節内には滑膜ひだや橈骨頭前方に輪状靱帯が観察できる（図5）．

上腕二頭筋腱は，橈骨粗面に付着するため橈側に向かい斜めに走行する[1]．橈骨粗面は前腕回外位で表層に位置するため，上腕二頭筋腱を描出するには前腕を最大回外位とする（図6）．また腱が遠位深層に走行するため，プローブ遠位を皮膚に押し込み，腱の走行とプローブが平行になるよう調整する．

図6 前方走査長軸像（上腕二頭筋腱）

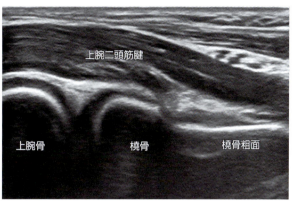

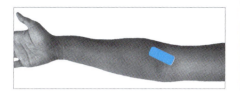

a：プローブの位置
橈骨粗面が前方にくるように，前腕は最大回外位とする．プローブは遠位が橈側を向くように調整する．

b：超音波画像
腕橈関節の前面で，上腕二頭筋腱がfibrillar patternを呈し，橈骨粗面に付着する様子が確認できる．

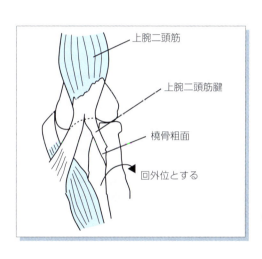

c：橈骨粗面の位置
回外位にすることで橈骨粗面は前方に現れる．

【後方走査】

重要な組織：上腕三頭筋，後方関節腔

長軸像（図7）

　後方から上腕骨遠位長軸にプローブをあてる．深層には高エコーを呈する上腕骨が描出される．肘頭窩と表層の高エコーを呈する脂肪体も確認できる．上腕三頭筋はfibrillar patternを呈し肘頭に付着する．上腕三頭筋腱の付着部は肘頭の先端部よりも1cmほど遠位に付着する[2]．肘頭滑液包が三頭筋表層に確認できることもある．

第2章 スポーツエコー診療に必要な解剖学

図7 後方走査長軸像

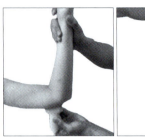
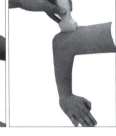
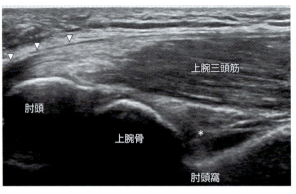

a：プローブの位置

b：超音波画像
肘頭窩には脂肪体が，表層には上腕三頭筋が確認できる．三頭筋の付着部は高エコーな fibrillar pattern を呈し，肘頭近端から遠位に向けて付着している（▽）．近位は筋成分であるため，低エコーを呈する．

【内側走査】

重要な組織：回内屈筋群，尺側側副靱帯，尺骨神経

長軸像（図8）

　　内側上顆を中心に長軸像を観察する．その際，高エコーを呈する上腕骨内側上顆と尺骨鉤状結節が骨性のランドマークとなる．内側上顆と尺骨鉤状結節を描出すると高エコーな fibrillar pattern を呈する尺側側副靱帯の前斜走線維（AOL）が描出できる．その表層には，回内屈筋群が fibrillar pattern を呈し，内側上顆に付着する様子が確認できる．回内屈筋群には円回内筋，橈側手根屈筋，長掌筋，尺側手根屈筋，浅指屈筋などが含まれる．

図8 内側走査長軸像

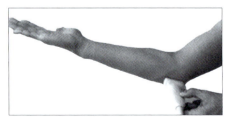
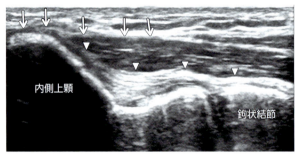

a：プローブの位置
肘関節軽度屈曲位として，内側上顆にプローブをあてる．

b：超音波画像
内側上顆と鉤状結節を骨性のランドマークに描出することで尺側側副靱帯の前斜走線維が描出できる（▽）．内側上顆には前腕屈筋回内群の付着している様子が確認できる（↓）．

短軸像（図9）

内側上顆付近の短軸像では，肘部管内に尺骨神経が観察できる．尺骨神経は内側上顆と肘頭によって形成される尺骨神経溝に存在する．遠位では尺骨神経は尺側手根屈筋の尺骨頭と上腕頭の間に描出される．

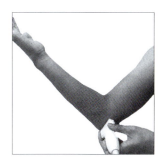

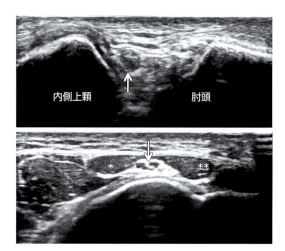

図9 内側走査短軸像

a：プローブの位置

b：超音波画像
 上：上腕骨内側上顆付近での短軸層．内側上顆と肘頭間に尺骨神経（↑）が描出できる．
 下：内側上顆やや遠位の短軸像．尺骨神経（↓）は，尺側手根屈筋の尺骨頭（＊）と上腕頭（＊＊）の間で確認できる．

【外側走査】

重要な組織：浅層伸筋群，外側側副靱帯

長軸像（図10）

腕橈関節と上腕骨外側上顆が描出できる．外側上顆付近には，長橈側手根屈筋（ECRL），短橈側手根屈筋（ECRB），総指伸筋・小指伸筋（EDC/EDM），尺側手根屈筋（ECU）などの浅層伸筋群が付着する．各筋を長軸像で見分けることは困難であるが，ECRBは腱成分が外上顆の遠位前方に付着し，他の筋よりも深層を走行するため[2]深層の帯状高エコー像として観察ができる（図10）．

各筋を同定するには，短軸像を確認しながら，手関節付近で各筋を同定し近位にたどっていくとよい．

伸筋群の深層に外側側副靱帯が存在するが，伸筋群との境界は不明瞭である．腕橈関節を橈側で観察すると関節裂隙には三角形の高エコーを呈する滑膜ひだが観察される．

図10 外側走査長軸像

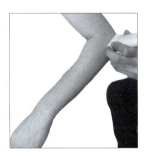

a：プローブの位置

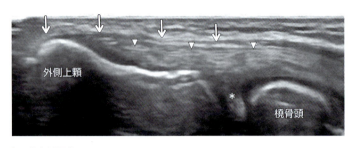

b：超音波画像
外側上顆に浅層深層伸筋群が付着する（↓）．深層で fibrillar pattern を呈する腱が ECRB（▽）である．関節内には滑膜ひだ（*）を確認できる．

（岩本　航）

参考文献

1) Chew ML, Giuffrè BM：Disorders of the distal biceps brachii tendon. Radiographics. 25(5)：1227-1237, 2005.
2) Bianchi S, Martinoli C. Elbow. In：, Bianchi S, Martinoli C, eds. Ultrasound of the musculoskeletal system. 7：349-408, 2007.
3) 二村昭元, 他：難治性テニス肘はこうみる テニス肘の病態　解剖学の所見から. 臨床整形外科, 50(4)：303-308, 2015.

3 手関節

　骨における手関節と手指のスポーツ障害に関してはCT, MRIの診断が優れている.一方,腱や掌側軟骨板の障害や腱周囲の滑膜炎に関しては超音波によりはっきりと描出できる.本項ではスポーツエコー診療を行うにあたって,スポーツ現場において頻度の高い疾患に焦点をあて,その部位の解剖と超音波画像を解説する.

【手　指】

　中手指節間(MP)関節部では深指屈筋腱,浅指屈筋腱とA1 pulley (A1滑車)と,その深部に掌側軟骨板が観察できる(図1, 2).近位指節間(PIP)関節部のA2 pulley (A2滑車)の部分では屈筋腱と掌側軟骨板を観察することができるが,腱鞘組織は観察が難しい(図3).伸筋腱はMP関節までは容易に観察できるが,屈筋腱に比べて薄いため,

図1　MP関節掌側長軸像

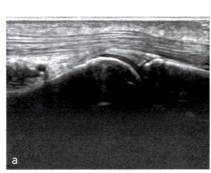
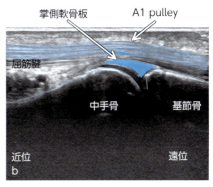
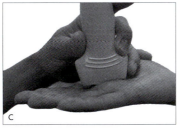

プローブをMP関節部掌側に長軸方向にあてた超音波画像である(c).基節骨から中手骨に向かってのびる掌側軟骨板(volar plate)が観察される.その直上にfibrillar patternを伴った屈筋腱(深指屈筋,浅指屈筋)が観察され,表面に薄い低エコーの領域としてA1 pulley (A1滑車)が観察される(a, b).

それより遠位では困難である．手指はリニアプローブをあてることにより容易に観察できるが，手指の動きに合わせて動的観察をしたい時にはホッケー型のプローブの方が邪魔にならず観察がしやすい．

図2 MP 関節掌側短軸像

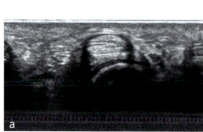
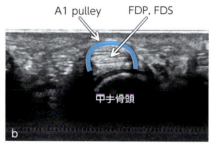
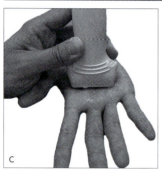

プローブを MP 関節部掌側に短軸方向にあてた超音波画像である（**c**）．中手骨頭の表層に深指屈筋腱（FDP），浅指屈筋腱（FDS）を認め，それをとり囲む低エコーな腱鞘構造（A1 滑車）が観察される（**a, b**）．

図3 PIP 関節掌側長軸像

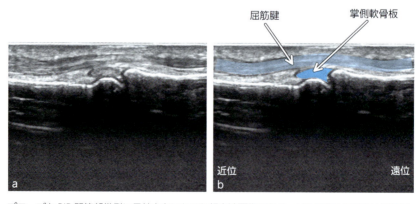

プローブを PIP 関節部掌側に長軸方向にあてた超音波画像である．MP 関節と同様に中節骨から基節骨にかかる掌側軟骨板が観察される（**a, b**）．基節骨以遠になると腱鞘構造を確認するのが困難である．

【手関節】

手関節の観察は短軸像を中心に行われる．

手関節掌側短軸像では，表層に長掌筋腱と橈側手根屈筋腱があり，横手根靱帯が手根管の一部をなし，その深部に正中神経が存在する．その深部に浅指屈筋が位置し，さらに深部に長母指屈筋腱が存在する（図4）．

手関節背側短軸像では，伸筋腱が観察できる．また，関節内構造としては完全ではないが三角線維軟骨複合体（triangular fibrocartilage complex：TFCC）を確認することができる．伸筋腱は6つのコンパートメントに分かれている．第1伸筋区画には短母指伸筋腱と長母指外転筋腱，第2伸筋区画には長短橈側手根伸筋腱，第3伸筋区画には長母指伸筋腱，第4伸筋区画には長指伸筋腱と示指伸筋腱，第5区画には小指伸筋腱，第6伸筋区画には尺側手根伸筋腱が含まれる（図5）．さらに遠位背側像では遠位橈尺関節（DRUJ）が観察できる（図6）．

手関節尺側長軸像では，TFCCを観察できる（図7）．

このうち，よく問題となるのは第1伸筋区画，近位で伸筋腱が交差するintersection部分，TFCCを構成する尺側手根屈筋（ECU）部分である．また，ガングリオンも背側のscapholunate ligamentより出現することが多く，第4伸筋区画に存在することが多い．

図4 手関節掌側短軸像

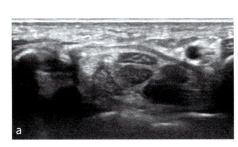
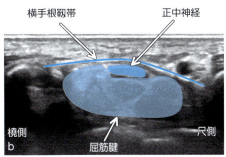

横手根靱帯が手根管の一部を作り，その中に正中神経と屈筋腱群が観察される．

図6 遠位の手関節背側短軸像

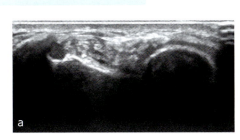
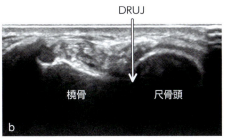

遠位橈尺関節（DRUJ）が観察できる．尺骨頭が橈骨と関節面を形成している様子が観察できる．DRUJの注射はこの視野で行う．

図5 手関節背側短軸像

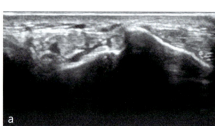
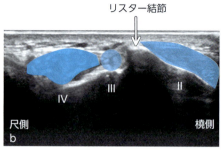
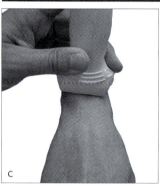

プローブを手関節背側に短軸方向にあてた超音波画像である（c）．橈骨のリスター結節のすぐ尺側に伸筋腱の第Ⅲ区画を走行する長母指伸筋腱（EPL）を認める．第Ⅱ区画内の長・短橈側手根伸筋腱と第Ⅳ区画の総指伸筋腱も認める（a, b）．

図7 手関節尺側長軸像

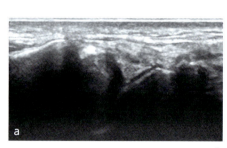
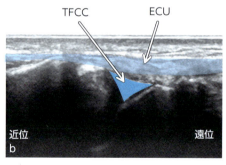
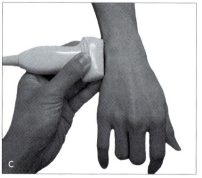

プローブを手関節尺側に長軸方向にあてた超音波画像である（c）．この検査でTFCCの超音波画像が得られる．回内することにより尺骨茎状突起に邪魔されずに尺骨−三角骨間が観察できる．尺側手根伸筋（ECU）の直下に三角形の構造としてTFCCの線維が観察できる（a, b）．

図8 尺骨神経溝での短軸像

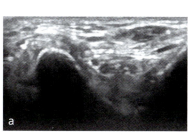
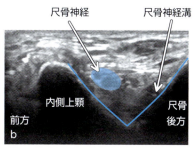
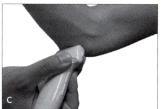

内側上顆と肘頭の間の尺骨神経溝に神経束構造が明らかな尺骨神経を認める（**a, b**）．

【神 経】

　上肢において観察可能な主な神経は正中神経，尺骨神経，橈骨神経があげられる．神経の観察方法としてはある程度の径を持った部分で短軸像における束状構造を確認し，前後に追走していくことである．

　正中神経は前腕にて束状構造として観察できる．腱の短軸像も神経と似た構造物として観察することができるが，腱は近位に追跡していき筋腹構造に移行することで神経と鑑別できる．正中神経を遠位に追走していくと手関節の部分で深部に入り，横手根靱帯の直下を通過する様子が観察できる（図4）．

　尺骨神経は尺骨神経溝の部分で神経束構造として観察することができる（図8）．近位に追跡すると Struthers' arcade に入る部分を観察でき，遠位に観察すると肘関節内側顆を周り，尺側手根屈筋筋膜より構成される Osborne band の下を通り，前腕遠位より Guyon 管に入る部分まで観察できる．

（大木　聡）

参考文献

1) Stefano Bianchi, et al.：Ultrasound of the Musculoskeletal System, Springer, 2007.
2) Presazzi A, et al.：Carpal tunnel：Normal anatomy, anatomical variants and ultrasound technique. J Ultrasound. 14(1)：40-46, 2011.

4 膝関節

　膝関節においては，病変部を主に関節外と関節内に分けて考えることができる．超音波による膝関節内部の描出は限定的ではあるが，関節軟骨や半月板の観察が可能である．関節外部に関しては描出も容易であり，スポーツ時の膝関節周辺の靱帯や筋，腱の傷害は超音波診断の有効な部位である．本項では，スポーツエコー診療を行うにあたって膝関節周辺の頻度の高い疾患に焦点をあて，大腿部，膝関節部，下腿部に分けそれぞれの部位の超音波画像と解剖を記述する．

【大腿部】(図1)

大腿四頭筋腱　quadriceps

　大腿四頭筋は大腿直筋，内側広筋，外側広筋，中間広筋の4成分からなり，膝関節の伸展や一部股関節の屈曲に作用する筋である．起始は大腿骨近位部前面または下前腸骨棘（大腿直筋），停止は膝蓋骨である．この部位にプローブをあてると長軸像では皮下に大腿内側から内側広筋，大腿直筋，外側広筋，大腿直筋の深層に中間広筋が観察でき，大腿遠位に行くにしたがって筋成分から腱成分に移行する．大腿四頭筋腱は3層構造を呈し，浅層から大腿直筋，中間層で内側広筋，外側広筋，下層で中間広筋から延びる腱として確認できる（図2）．また，短軸像ではその横断像を確認することができる（図3）．

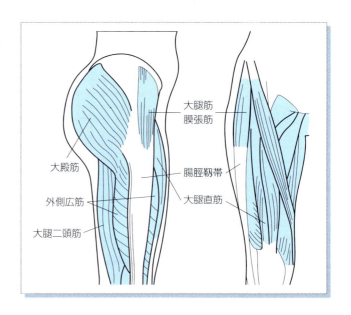

図1　大腿部解剖図

4．膝関節

図2　大腿四頭筋腱長軸像

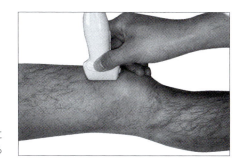

a：大腿四頭筋腱長軸方向にプローブをあてたところ

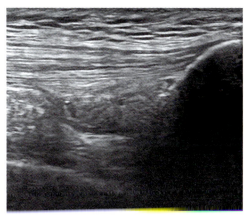

b：大腿四頭筋腱長軸面の超音波画像

c：解剖模式図
　A：大腿直筋から延びる腱
　B：内側広筋・外側広筋から延びる腱
　C：中間広筋から延びる腱

図3　大腿四頭筋腱短軸像

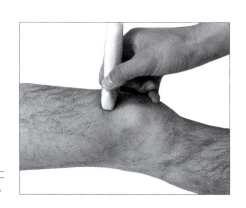

a：大腿四頭筋腱短軸方向にプローブをあてたところ

75

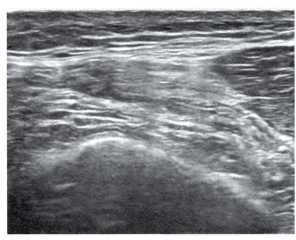
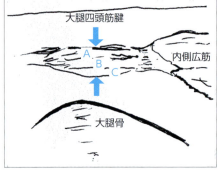

b：大腿四頭筋腱短軸面の超音波画像

c：解剖模式図
A：大腿直筋からの腱成分
B：内側・外側広筋からの腱成分
C：中間広筋からの腱成分

腸脛靱帯　iliotibial tract

　腸脛靱帯は大腿筋膜張筋と大殿筋から始まり，大腿骨外側皮下を走行し，停止は脛骨 Gerdy 結節部である．大腿骨外側部にプローブをあてると長軸像では皮下に腸脛靱帯の fibrillar pattern を確認でき（図4），短軸像では靱帯の扁平な横断面を確認できる．

図4　腸脛靱帯長軸像

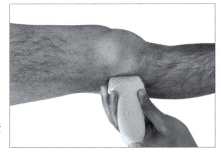

a：腸脛靱帯長軸方向にプローブをあてたところ

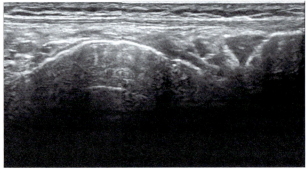
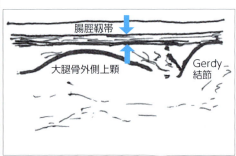

b：腸脛靱帯長軸面の超音波画像

c：解剖模式図

4．膝関節

大腿二頭筋　biceps femoris muscle

　大腿二頭筋は主に大腿後面の外側にある筋であり，長頭と短頭の2成分で構成される．膝関節の屈曲，股関節の伸展，外旋に作用する筋である．起始は長頭が坐骨結節後面，短頭が大腿骨後面，停止は主に腓骨頭である．プローブを腓骨頭付着部にあて大腿二頭筋腱を同定し近位方向に走査していくと，大腿二頭筋の同定が容易である．長軸像では四頭筋同様に筋線維と筋腱移行部を確認できる（図5）．

図5　大腿二頭筋腱長軸像

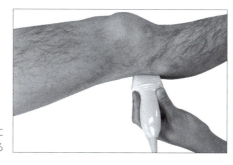

a：大腿二頭筋腱長軸方向にプローブをあてたところ

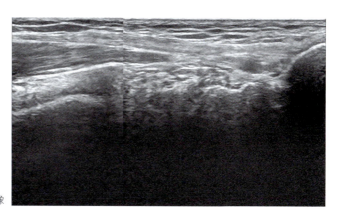

b：大腿二頭筋長軸面の超音波画像

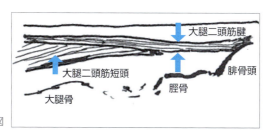

c：解剖模式図

【膝関節部】（図6）

膝蓋骨　patella

膝蓋骨は大腿四頭筋と膝蓋腱を介して膝伸展筋力を介達している種子骨である．内側膝蓋支帯と外側膝蓋支帯によって安定化されている．膝関節前面にプローブをあてると皮下に膝蓋上滑液包を認め，その下層に膝蓋骨表面を観察でき（図7），分裂膝蓋骨や膝蓋骨骨折の診断に超音波は有用である．

図6　膝関節部解剖図

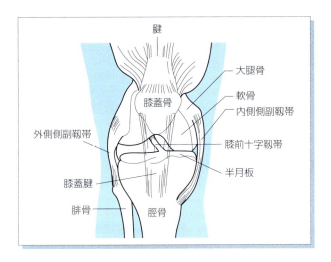

図7　膝蓋骨長軸像

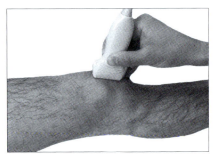

a：膝蓋骨長軸方向にプローブをあてたところ

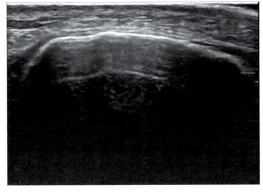

b：膝蓋骨長軸面の超音波画像

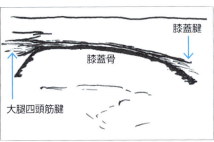

c：解剖模式図

4. 膝関節

膝蓋腱　patellar tendon

　膝蓋腱は大腿四頭筋の伸展張力を膝蓋骨を介して下腿に伝える働きを担う．膝蓋腱の起始は膝蓋骨下縁（一部膝蓋骨前面に付着する[1]），停止は脛骨粗面部である．この部位にプローブをあてると長軸像では皮下に長さ約 5～6 cm，厚さ 4～5 mm[2] ほどの膝蓋腱の fibrillar pattern を確認でき，膝蓋腱の深層には膝蓋下脂肪体（Hoffa 脂肪体）と脛骨粗面付着部近傍に膝蓋下滑液包を確認できる（図 8）．短軸像では幅約 3 cm ほどにわたり皮下に楕円形状の膝蓋腱を確認できる．

図 8　膝蓋腱長軸像

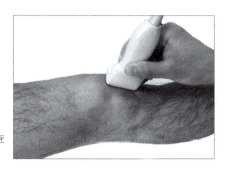

a：膝蓋腱長軸方向にプローブをあてたところ

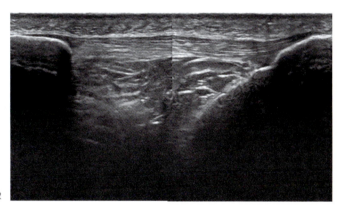

b：膝蓋腱長軸面の超音波画像

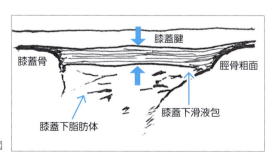

c：解剖模式図

内側側副靱帯　medial collateral ligament

　内側側副靱帯は膝の外反動揺性を制御しており，主に浅層線維と深層線維に分けられる．膝の外反動揺性を制御しているのは主に浅層線維で起始は大腿骨内側上顆，停止は脛骨内側顆部に広がる．深層線維は関節裂隙で内側半月板と連続しており，その大腿骨側を半月大腿靱帯（MFL），脛骨側を半月脛骨靱帯（MTL）という．長軸像では皮下に内上顆から脛骨内側顆部にかけて 10 cm ほどの縦走線維として浅層線維の fibrillar pattern を確認でき，さらに浅層と骨の間に MFL，MTL を確認できる（図 9）．

図9　内側側副靱帯長軸像

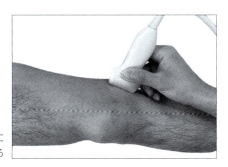

a：内側側副靱帯長軸方向にプローブをあてたところ

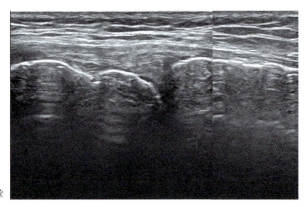

b：内側側副靱帯長軸面の超音波画像

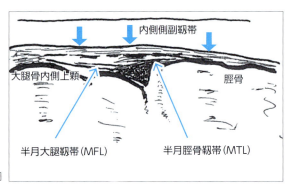

c：解剖模式図

外側側副靱帯　lateral collateral ligament

外側側副靱帯は膝内反動揺性を制御している円筒状の靱帯で，起始は大腿骨外側上顆部，停止は腓骨頭である．長軸像では皮下に約9 cm，幅5 mmほどの縦走線維としてfibrillar patternを確認できる（図10）．

図10　外側側副靱帯長軸像

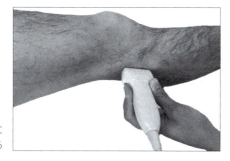

a：外側側副靱帯長軸方向にプローブをあてたところ

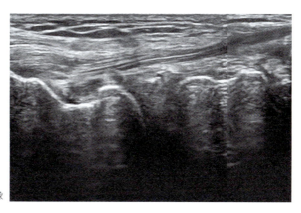

b：外側側副靱帯長軸面の超音波画像

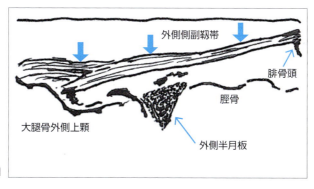

c：解剖模式図

半月板　meniscus

半月板は膝関節の内側・外側コンパートメントにそれぞれある三日月状の線維軟骨である．膝関節の衝撃吸収や関節制動に寄与している．関節裂隙に垂直にプローブをあて膝前方から後方に向けて動かしていくと，半月板辺縁部から関節裂隙に向かって三角状の内部均一の高エコー帯として確認できる（図11）．

図11　半月板像

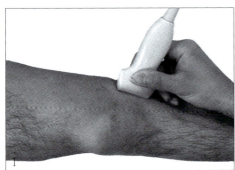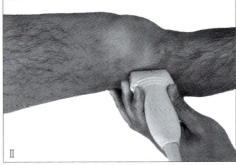

a：内側（Ⅰ）・外側（Ⅱ）半月板にプローブをあてたところ

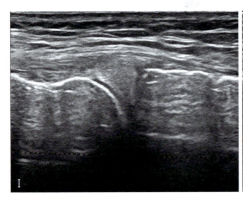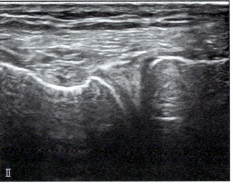

b：内側（Ⅰ）・外側（Ⅱ）半月板の超音波画像

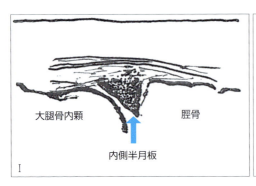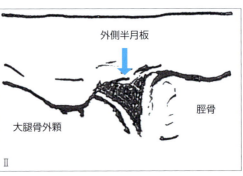

c：内側（Ⅰ）・外側（Ⅱ）半月板解剖模式図

関節軟骨　cartilago articularis

　膝関節軟骨のうち大腿骨外顆と脛骨の関節軟骨は解剖上超音波での観察は通常困難であるが，大腿骨内顆荷重部，大腿骨滑車部の関節軟骨の超音波による観察は可能である．膝深屈曲位で膝蓋骨近位から内側部にプローブをあてると軟骨下骨の形状と関節軟骨が数 mm の厚さの低エコー帯として描出される（図12）．

図12　膝関節軟骨像（大腿骨滑車部，大腿骨内顆）

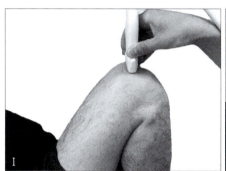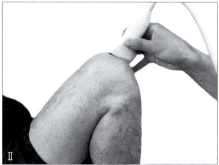

a：プローブのあて方

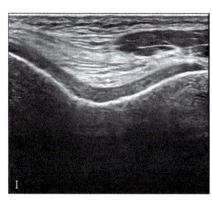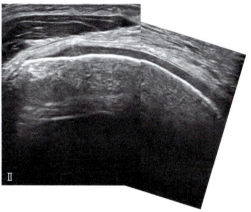

b：超音波画像

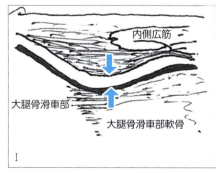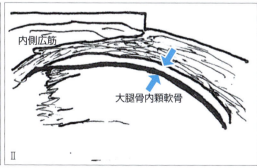

c：解剖模式図

【下腿部】（図13）

脛骨粗面部　tibial tuberocity

脛骨粗面は脛骨近位前面の膝蓋腱の停止部であり，膝蓋腱より膝伸展力を受けている．膝の伸展機構を担う一方で，発育期まで骨端軟骨板を有し脛骨の成長に寄与している．Osgood-Schlatter病などの発育期のスポーツ傷害をきたしやすい．膝蓋腱に沿って長軸方向にプローブをあてると脛骨粗面部の形状とそこに付着する膝蓋腱を確認できる（図14）．

図13　下腿部解剖図

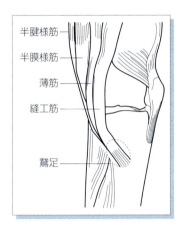

図14　脛骨粗面長軸像

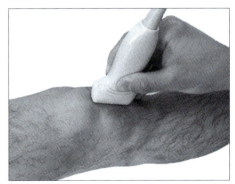

a：脛骨粗面長軸方向にプローブをあてたところ

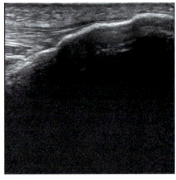

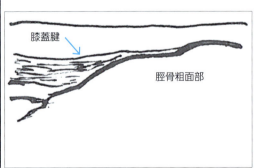

b：脛骨粗面長軸面の超音波画像　　c：解剖模式図

鵞足部　pes anserinus

鵞足とは半腱様筋腱，薄筋腱と縫工筋腱の共同腱のことをいい，膝の屈曲に作用する．脛骨内側部に付着し，深部に内側側副靱帯浅層があり，それを被うように半腱様筋腱，薄筋腱が付着しており，さらにその浅層に縫工筋が付着している．超音波では脛骨長軸方向にプローブをあてると脛骨上に腱付着部の短軸像が確認でき（図15），筋腱の線維方向にプローブをあてると長軸像が確認できる（図16）．

図15　鵞足部短軸像

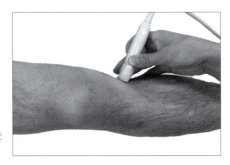

a：鵞足部短軸方向にプローブをあてたところ

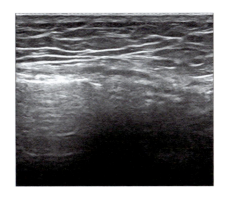

b：鵞足部短軸面の超音波画像

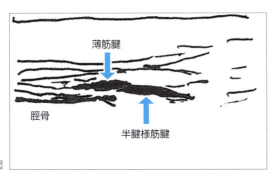

c：解剖模式図

図16 鵞足部長軸像

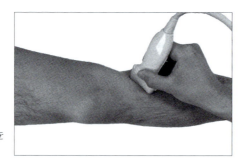

a：鵞足部長軸方向にプローブをあてたところ

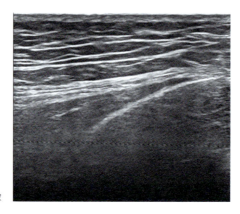

b：鵞足部長軸面の超音波画像

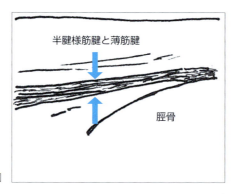

c：解剖模式図

（新庄琢磨）

参考文献

1) Basso O, et al.：The anatomy of the patellar tendon. Knee Surg Sports Traumatol Arthrosc, 9(1)：2-5, 2001.
2) Carr JC, et al.：Sonography of the patellar tendon and adjacent atructures in pediatric and adult patients. AJR Am J Roentgenol, 176(6)：1535-1539, 2001.

5　下腿，足・足関節

　下腿，足・足関節においては，病変部が皮膚直下にあることが多く，超音波診断の非常に有効な部位である．本項ではスポーツエコー診療を行うにあたって，スポーツ現場において，頻度の高い疾患に焦点をあて，その部位の超音波画像と解剖を記述したい．

【下　腿】

腓腹筋　gastrocunemius muscle

　いわゆる腓腹筋肉離れが起きやすいのは，腓腹筋の上中1/3で内側である（図1a）．この部位にプローブをあてると，長軸像では皮下に浅層から腓腹筋筋膜，足底筋腱，ヒラメ筋が観察できる（図1b,c,d）．短軸像ではその横断像を観察できる（図1e,f,g）．腓腹筋の起始は内側頭が大腿骨内側上顆，外側頭が大腿骨外側上顆，停止はアキレス腱を通して踵骨隆起である．ヒラメ筋の起始は腓骨頭部と脛骨ヒラメ筋線，停止は踵骨隆起である．

図1　腓腹筋の解剖

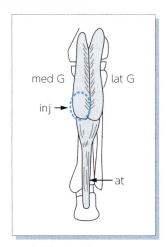
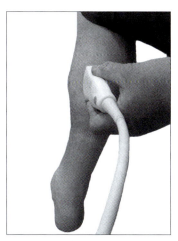

a：腓腹筋の全体像
　med G：腓腹筋内側頭
　lat G：腓腹筋外側頭
　at：アキレス腱
　inj：腓腹筋断裂の生じやすい部位

b：腓腹筋にプローブをあてたところ
　（長軸）

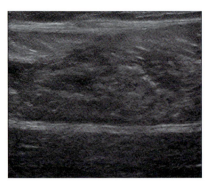

c：腓腹筋長軸での超音波画像

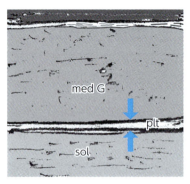

d：解剖模式図
　med G：腓腹筋内側頭
　plt：足底筋腱
　sol：ヒラメ筋

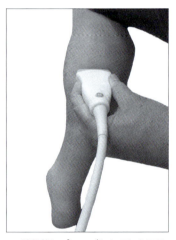

e：腓腹筋にプローブをあてたところ
　（短軸）

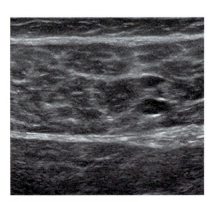

f：腓腹筋短軸での超音波画像

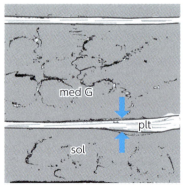

g：解剖模式図
　med G：腓腹筋内側頭
　plt：足底筋腱
　sol：ヒラメ筋

5. 下腿，足・足関節

【足関節外側】

前脛腓靱帯　anterior tibiofibular ligament

前脛腓靱帯は，遠位部で脛骨と腓骨を前方で結合する靱帯である（図2a）．プローブを図2bのようにあてると脛骨と腓骨を結ぶ靱帯として描出される（図2c,d）．

図2 前脛腓靱帯の解剖

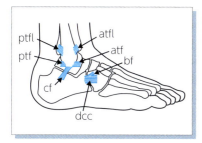

a：足関節外側の主な靱帯
　atfl：前距腓靱帯
　ptfl：後脛腓靱帯
　atf：前距腓靱帯
　ptf：後距腓靱帯
　cf：踵腓靱帯
　bf：二分靱帯
　dcc：背側踵立方靱帯

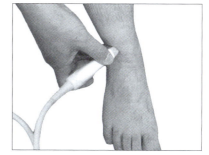

b：前脛腓靱帯にプローブをあてたところ

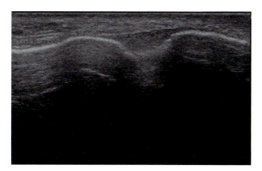

c：前脛腓靱帯の超音波画像

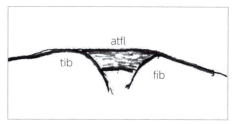

d：解剖模式図
　atfl：前脛腓靱帯
　tib：脛骨下端
　fib：腓骨

前距腓靱帯　anterior talofibular ligament

前距腓靱帯は，腓骨外果遠位端と距骨を結ぶ靱帯で，足関節捻挫の時に最も損傷を受けやすい重要な靱帯である（図2a）．プローブを図3aのようにあてると，図3bのように描出することができる．正常では，線状の高エコー像の線維構造が描出されることがわかる（図3b,c）．

第2章 スポーツエコー診療に必要な解剖学

図3 前距腓靱帯の解剖

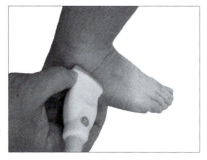

a：前距腓靱帯にプローブを
あてたところ

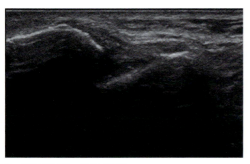

b：前距腓靱帯の超音波画像

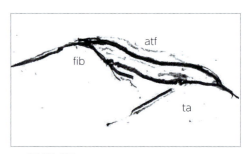

c：解剖模式図
atf：前距腓靱帯
fib：腓骨外果
ta：距骨

踵腓靱帯　calcaneofibular ligament

　踵腓靱帯は，腓骨外果遠位端と踵骨を結ぶ靱帯である（図2a）．足関節捻挫の時に前距腓靱帯に次いで障害を受けやすい靱帯である．図4aのようにプローブをあてると図4bのように線状高エコー像を伴い，描出される．踵腓靱帯の直上には，短腓骨筋腱および長腓骨筋腱の断面像が描出できる（図4b,c）．

図4 踵腓靱帯の解剖

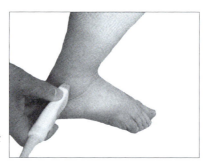

a：踵腓靱帯にプローブを
あてたところ

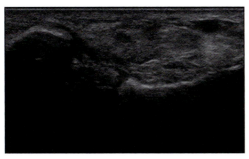

b：踵腓靱帯の超音波画像

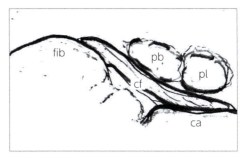

c：解剖模式図
 cf ：踵腓靱帯
 pb：短腓骨筋腱
 pl ：長腓骨筋腱
 fib：腓骨外果
 ca ：踵骨

【足関節内側】

足関節内側靱帯　ankle deltoid ligament

　足関節内側靱帯は，通常，脛舟靱帯（tibionavicular ligament），tibiospring ligament，脛踵靱帯（tibiocalcaneal ligament），深後脛距靱帯（deep posterior tibiotalar ligament）に分けることができる．脛踵靱帯は欠損していることもある（図5a）．図5bのようにプローブをあてると，図5cのように内側靱帯を描出できる．ここでは，tibiospring ligamentが描出されているが，プローブを内果を支点として回転させることで他の部位も描出することができる．

図5　足関節内側靱帯の解剖

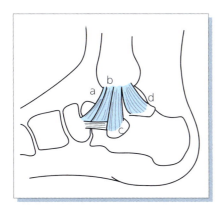

a：内側靱帯の4束を示す（a〜d）
 a：tibionavicular ligament
 b：tibiospring ligament
 c：tibiocalcaneal ligament
 d：deep posterior tibiotalar ligament

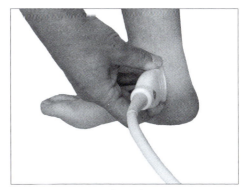

b：足関節内側靱帯にプローブをあてたところ

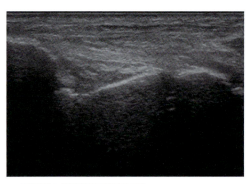

c：足関節内側靱帯の超音波画像

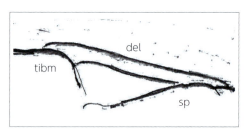

d：解剖模式図
del：足関節内側靱帯 tibiospring ligament
tibm：脛骨内果下端
sp：spring 靱帯

【足関節後方】

アキレス腱　Achilles tendon

　アキレス腱は，腓腹筋，ヒラメ筋の共通腱であり，踵骨隆起に停止する．図6aのようにプローブをあてると，図6bのように描出することができる．線状の高エコー像を含む線維構造がわかる．アキレス腱の踵骨停止部の前方には，アキレス腱前滑液包が描出できる（図6b,c）．

図6　アキレス腱の解剖

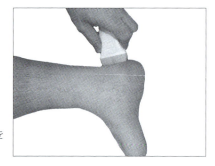

a：アキレス腱にプローブをあてたところ

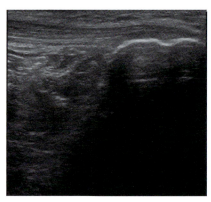

b：アキレス腱の超音波画像

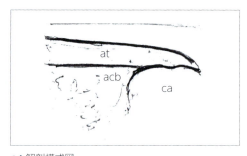

c：解剖模式図
at：アキレス腱
ca：踵骨
acb：アキレス腱前滑液包

【足　部】

第5中足骨基部　base of the 5th metatarsal bone

アスリートに多い疲労骨折で重要な第5中足骨基部は，図7aのようにプローブをあてると，図7bのように描出される．中足骨遠位端に停止する短腓骨筋腱（図7b,c）を描出できる．正常では，中足骨骨皮質は，高エコーで均一の厚さで不整像はない．

図7　第5中足骨基部の解剖

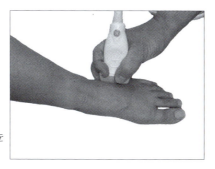

a：第5中足骨基部にプローブをあてたところ

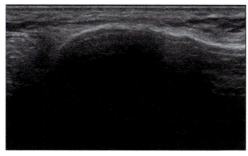

b：第5中足骨基部の超音波画像

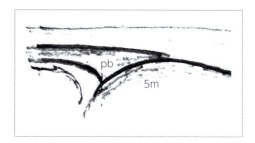

c：解剖模式図
5m：第5中足骨基部
pb：短腓骨筋腱

母趾種子骨　hallucal sesamoid

母趾種子骨は，アスリートに多い種子骨障害の時に重要である．図8a のように足底からプローブをあてると，図8b のように短母趾屈筋腱（図8b,c）のなかに描出される．

図8　母趾種子骨の解剖

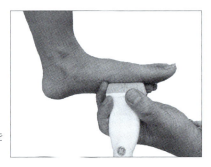

a：母趾種子骨にプローブをあてたところ

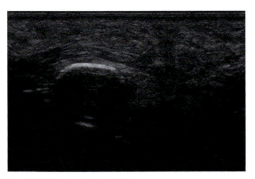

b：母趾種子骨の超音波画像

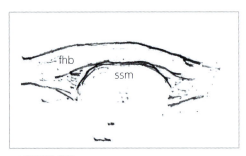

c：解剖模式図
　ssm：母趾種子骨
　fhb：短母趾屈筋腱

（橋本健史）

参考文献

1) 金子丑之助：日本人体解剖学第一巻 第17版．南山堂，1979．
2) 橋本健史：足関節・足の解剖．よく理解できる整形外科診療の実際，冨士川恭輔，戸山芳昭編集，pp533-542，永井書店，2005．
3) 橋本健史：リハビリテーション診療の理解に必要な足の構造と機能．Monthly Book MEDICAL REHABILITATION 128：1-6, 2011．

第3章

各部位でみられる スポーツ外傷・障害

肩関節	96
手・肘関節	122
股関節	165
膝関節	169
下腿，足・足関節	198

肩関節

❶ 腱板断裂

解　剖

　腱板は4つの腱から構成され，前方は肩甲下筋，上方は棘上筋，後方は棘下筋，小円筋の腱が上腕骨頭に停止している（p.60参照）．上腕骨頭には超音波で描出しやすい骨性のランドマークである腱板の付着する3つの面〔superior facet（SF），middle facet（MF），inferior facet（IF）〕（図1）があり，近年の解剖学的研究[1]を合わせて，これらと腱板の位置関係から障害部位を推測する．

　腱板の厚さは超音波で測定が可能であり（図2），棘上筋では約4〜6 mmと報告されている．しかし，性差・体格差などを考えて，左右の比較が重要である．

　正常な腱板の組織は，コラーゲン線維が高エコーで線維状の構造（fibrillar pattern）として描出される（図3）．この構造が描出されない場合は，腱板炎（腱症）や腱板断裂であるほか，プローブが正しく腱板にあたっていない可能性もあり，注意が必要である．

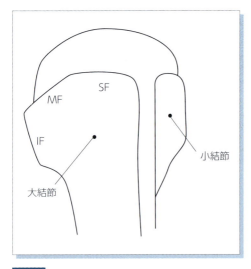

図1　SF, MF, IF の解剖

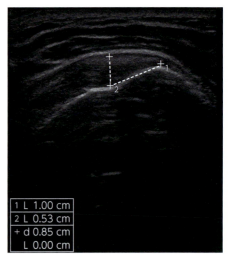

図2　腱板の厚さを測定している超音波画像

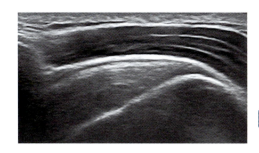

図3 正常な腱板の超音波画像
シェーマは p.61 の図10参照.

病　因

40歳以上では年齢に関連した腱板断裂がみられるが，それより若年の場合では通常，外傷やオーバーヘッドスポーツに関連する断裂が多い．

診　断

問　診：スポーツ外傷の有無の確認が最も重要であり，競技種目，競技歴，ポジションなども聴取する．

身体所見：可動域や筋力の左右差のほか，腱板に関連したインピンジメントが特徴的である．肩峰下インピンジメントの有無はNeer，Hawkinsの手技（p.236 参照）などで調べる．また，野球やテニスなど肩関節外転外旋位で力が加わる競技では，関節内インピンジメント（internal impingement）が起こりやすく，crank test，O'Brien test などで調べる．

単純 X 線検査：異常を認めないことが多いが，scapla Y 像で肩峰などに骨棘を認めることがある．

MRI 検査：腱板断裂が存在する場合，断裂部位は T2 強調像で高信号となる．通常，斜位冠状断，斜位矢状断，水平断の3方向で撮影する．

MRI vs. 超音波：超音波と MRI を比較した報告[2]によると，現在では腱板断裂において，完全断裂でも部分断裂であっても，その診断に大きな差はないとされる．閉所恐怖症の症例，肩周囲にインプラントがある症例において，またコストの面（特に繰り返し検査を施行した場合）からは超音波が有利であるが，一方で超音波には再現性の問題や検査技術について熟練が必要であることなどの欠点もある．

プローブのあてかた

プローブを描出する組織に垂直にあてる．前方走査の短軸像で上腕二頭筋長頭腱を卵円形高エコーに，腱板の長軸像では腱板を線維状の高エコーに描出させる．プローブは，数度傾くだけで典型的な画像が描出されなくなるので注意が必要である．

肩峰下の腱板を多く描出するには，被検者の検査する側の肩と同側の腸骨翼に手掌をあてるように指示し，肩関節内外旋中間位で軽度伸展位とする（図4）．肩伸展0度の時より，腱板に対して垂直にプローブをあてにくくなるが，より広範囲に腱板を調べることができる．

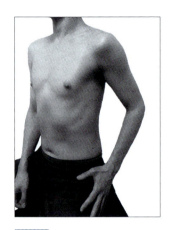

図4　外上方走査での肢位

超音波診断

Key Word　「fibrillar pattern」，「rim-rent tear」

超音波画像において，腱板断裂ではその厚みが減少し，さらに進行すると腱板そのものが描出されなくなる（図5）．一方，腱板断裂がなく，腱板炎（腱症）の場合は，腱自体が腫脹しその厚みは増加し，高エコーの線維状構造（fibrillar pattern）は消失する．腱板部分断裂は，関節面の部分断裂では，境界明瞭な低エコー，もしくは高エコーと低エコーが混在した像を認める（図6）．滑液包面の部分断裂では，腱板表面の正常な凸状のカーブが減少し，平坦化する（図7）．典型的な例では所見を捉えることは容易だが，

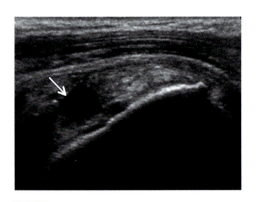

図5　腱板が一部描出されていない（↘）

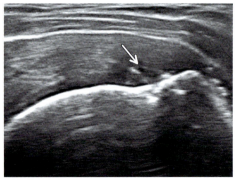

図6　高エコーと低エコーが混在している（↘）

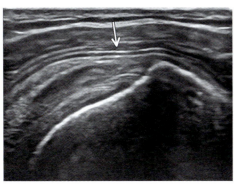
図7 腱板表面が平坦化している（↓）

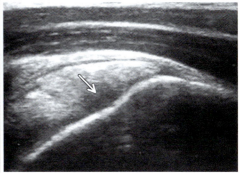
図8 腱板の遠位関節面が一部描出されていない（↘）
提供：杉本勝正先生（名古屋スポーツクリニック院長）

断裂部に等エコーの滑膜が存在すると，判断に苦しむことがある．その場合は，腱板断裂の二次的な変化である，大結節の不整像，関節内や滑液包内の水腫の増加などが参考になる．

プローブが腱板に垂直にあたっていない時，腱板断裂像のような低エコーのアーチファクトがみられることがある（異方性）．この際，真の断裂か否かは，長軸像と短軸像の2方向で確認し，両方に存在する所見であることが目安となる[3]．

アスリートに関しては，オーバーヘッドスポーツに多くみられる病態にrim-rent tearがある[4]．これは棘上筋の上腕骨大結節部の遠位関節面の部分断裂である（図8）．このような断裂の好発部位の近くは，特に丹念に調べる必要がある．

治療

ブロック注射は診断と治療を兼ねて頻繁に施行されるが，超音波ガイド下に行うことで，より正確な手技となる．肩峰下滑液包では平行法（プローブと針の向きが平行）（図9），肩関節内には交差法（プローブと針の向きが直交）（図10）が用いられる．

このような注射や投薬，運動療法などの保存的治療が基本となるが，スポーツ外傷によるものは早期の手術による利点が報告されている．一方，手術を行っても競技復帰はいまだに難しく，プロ選手においては特に困難であるともいわれている．どのような症例が手術適応なのかは，現時点で議論が分かれるところである．

スポーツ復帰の判断

腱板に負担のかかる投球，スイング動作は全身運動であり，肩のみならず下肢や脊椎，

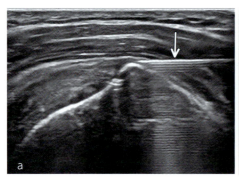
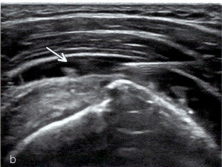

図9 平行法による注射
a:注射針(↓)を腱板直上に挿入している超音波画像.
b:注射針より薬液(↘)を注入している超音波画像.

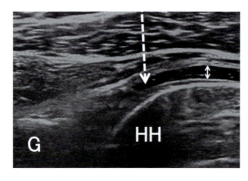

図10 交差法による注射
注射針の経路(--▶).注射液により後方の関節腔が開大している(↔)超音波画像.
G:関節窩,HH:上腕骨頭

胸郭など,運動連鎖に関与するすべての運動器がかかわっており,それら機能低下部位の改善が必要となる.しかし,当然腱板そのものの状態把握が重要であり,超音波を用いて繰り返し腱板の厚さや線維状構造の客観的な評価を健側と比較して行えることは大きな利点である.今後,スポーツ復帰の指標として,臨床所見に加えて超音波所見を判断材料にすることが多くなると予想される.

(小松秀郎)

参考文献

1) Mochizuki T, et al.:Humeral insertion of the supraspinatus and infraspinatus. New anatomical findings regarding the footprint of the rotator cuff. J Bone Joint Surg Am, 90(5):962-969, 2008.
2) Teefey SA, et al.:Detection and quantification of rotator cuff tears. Comparison of ultrasonographic, magnetic resonance imaging, and arthroscopic findings in seventy-one consecutive cases. J Bone Joint Surg Am, 86-A(4):708-716, 2004.
3) Teefey SA, et al.:Ultrasonography of the rotator cuff. A comparison of ultrasonographic and arthroscopic findings in one hundred consecutive cases. J Bone Joint Surg Am, 82(4):498-504, 2000.
4) Tuite MJ, et al.:Anterior versus posterior, and rim-rent rotator cuff tears : prevalence and MR sensitivity. Skeletal Radiol, 27(5):237-243, 1998.

肩関節

❷ 上方肩関節唇損傷（SLAP 損傷）

解　剖

　前上方関節唇には上関節上腕靱帯，中関節上腕靱帯が付着し，厚み幅とも脆弱な構造になっている．後上方関節唇は長頭腱が起始し厚み幅とも大きくなり，後方関節唇へと連続する．

病因・病態

　筆者らは投球障害でよく認められる SLAP（superior labrum anterior and posterior）損傷は，投球動作のみならず以下の5タイプの発症機転があり，これらがオーバーラップした病態であると考えている[1]．

タイプ1．上方突き上げ型
　ヘッドスライディング，レシーブなどの体勢で上方に上腕骨頭が突き上げて生じるタイプ．Snyder が最初に発表した SLAP 病変はこの機序である．

タイプ2．前上方部損傷型
　ベンチプレスでバランスを崩し負荷をかけすぎた時，肘下がりで思いきり力んで投げた時に生じるような上関節上腕靱帯（SGHL），中関節上腕靱帯（MGHL），腱板疎部への過負荷による前上方部損傷に伴う．MGHL 中心に anterior superior corner に損傷が広がっている症例が多いため，同部の再建を要する場合が多い．損傷初期は前上方に限局するが，骨頭の求心性が不安定なため関節内インピンジメント（internal impingement）や peel back ストレスで後方へと波及する．Bankart 病変は合併しない．

タイプ3．脱臼型
　外傷性前方不安定症に伴い Bankart 病変と合併する形で生じる．前下方関節唇損傷が上方へと広がったためである．

タイプ4．反復性牽引型
　ダンベルトレーニングや重労働，投球時のリリースなど二頭筋長頭腱の前外方への牽引力により後方付着部全体が不安定となる．

タイプ5．反復性投球型
　投球時，特にコッキング相で後方近位方向への長頭腱の牽引により生じる．peel

back ストレスが Type II, SLAP 損傷を引き起こす．後方優位の損傷であるが，前上方の弛緩でさらに peel back が増悪する．

関節鏡手術を施行し SLAP 損傷の存在を確認した 54 症例（明らかな腱板断裂症例を含まない）の発症機序を調べた結果，タイプ 1：3 例，タイプ 2：10 例，タイプ 3：19 例，タイプ 4：2 例，タイプ 5：20 例であった．

診　断

最終屈曲制限，クリック音，内旋拘縮の有無をみる．また，次の検査を行う．
O'Brien test：肩関節 90°前挙，軽度（10°）水平内転位で内旋位（thumb down）をとらせ，抵抗をかけて前方挙上させて疼痛の有無を確認する．さらに外旋位（palm up）で疼痛が軽減または消失する．
crank test：肩関節を 90°外転させ，後方から上腕骨頭部に前方へのストレスを加えて疼痛，クリックを誘発させる．
SLAP test：O'Brien test を抵抗を加えずに行う．
これらのテスト陽性などの所見で損傷を疑う．

プローブのあてかた

前上方：患者を坐位とし，マイクロコンベックスのプローブを用いて烏口突起をランドマークに，腱板疎部を長軸像にて前上方関節窩が描出される位置にて関節唇，関節包を観察する．その際に上腕骨を下垂位内外旋しその動態を左右比較検討する（図 1）．
後上方：患者を坐位とし，肩峰鎖骨間隙にプローブを固定し，11 時の位置における上方関節唇を骨頭を引き下げたり突き上げたり，外転外旋して観察する．上方関節唇は肩甲骨の位置でみやすくなる．winging して下方回転した位置では超音波ビームが前方に逃げてしまい，鮮明な画像が得られない．しっかりと胸をそらせ，肩甲骨を垂直にした位置で検査するとよい（図 2）．

超音波診断

Key Word 「black spot」

前上方：上腕内外旋動態観察で烏口突起基部に black spot が出現する（図 3a, b）．black spot は腱板疎部の拡大により生じる周辺組織の弛緩状態と考えられる．つまり前

2．上方肩関節唇損傷（SLAP損傷）

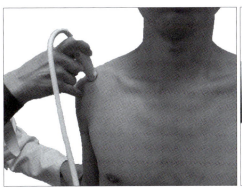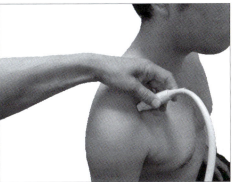

図1 前上方関節唇のプローブのあてかた

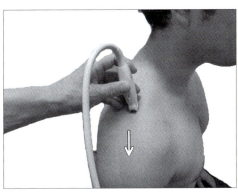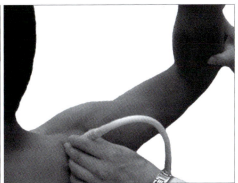

図2 後上方関節唇のプローブのあてかた
下方牽引と外転外旋時

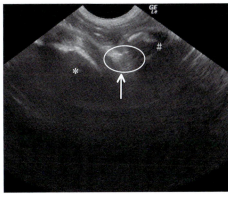 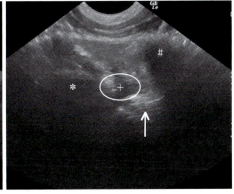

図3a black spot（−）像　　**図3b** black spot（+）像

上腕骨頭：＊　烏口突起：#　　　　　　◯ black spot：（+）
◯ black spot：（−）
前上方関節窩縁：↑

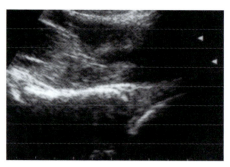 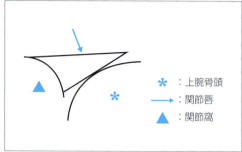

図4a 後上方関節唇下垂位正常像

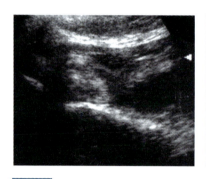 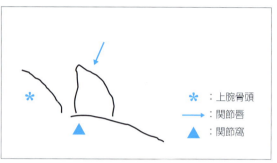

図4b 後上方関節唇外転外旋時正常像

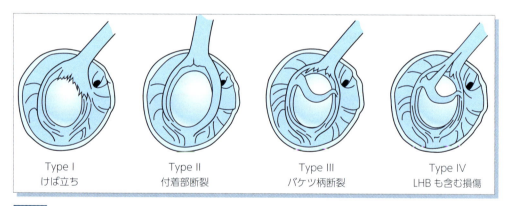

図5 SLAP損傷の分類
(Snyder SJ, et al.: SLAP lesions of the shoulder. Arthroscopy, 6: 274-279, 1990)

上方関節唇，関節包，関節包靱帯（SGHL, MGHL），烏口上腕靱帯などの弛緩を意味すると考えられる．前上方の関節窩縁と前上方関節唇を確認できる症例もあるが全例は確認できない[2]．

後上方：関節唇損傷を認めない症例では下方ストレスにおいて関節唇の形態は保たれ，肩関節外転外旋運動により関節唇が関節面に平行となるまで（約90°頭側へ）上関節窩結節を中心に回転し，関節面より近位に移動することはない（**図4a, b**）．Snyder分類

2. 上方肩関節唇損傷（SLAP 損傷）

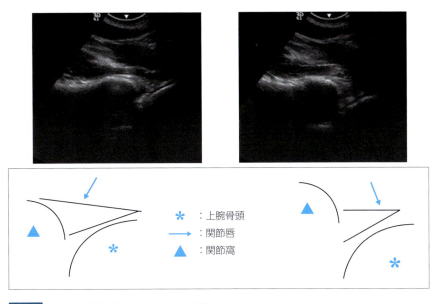

図6 SLAP 損傷 III, IV の超音波画像

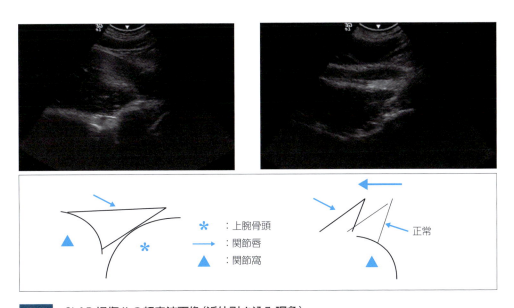

図7 SLAP 損傷 II の超音波画像（近位引き込み現象）

（図5）[3]）で SLAP Type III, IV では上方関節唇が下方ストレスにより関節窩から転位移動することが確認される（図6）．SLAP Type II 症例において肩関節外転外旋の動態検査により，関節唇が近位方向に引き込まれる所見（関節窩面よりも奥に移動する）が認められる（近位引き込み現象）（図7）．関節注射後に検査するとより明瞭に描出される．また外転外旋動作で関節唇の形態が不鮮明な症例は関節包面不全断裂を伴う関節内インピンジメントの存在を疑う[4]．

治療

　急性期は投球を禁止し，疼痛コントロールと後方ストレッチ，低負荷の腱板訓練，肩甲骨の可動性と安定性を向上させるリハビリテーションを行う．保存療法で2～3ヵ月以上改善しない症例では手術の適応となる．関節内外のインピンジメントを除去し，必要ならば関節唇を縫合固定する．

スポーツ復帰の判断

　投球開始は関節唇症状のみからの判断では行わない．投球禁止した後，腱板などの炎症所見が消退し，リハビリにて後方拘縮が改善し腱板機能向上と肩甲骨の位置が矯正され超音波画像上，下方ストレスでも上腕骨頭が容易に引き下がらなくなった時点からシャドースローを開始し，痛みがなければネットスローなどの投球を開始する．

　前上方からblack spotが増悪していないか，後上方から下方ストレスでの骨頭下方移動が増加していないか，下垂位内外旋で骨頭の求心位が保たれていることなどを確認しながら（1～2週間間隔），少しずつ投球レベルを上げていく．特に80％以上の投球レベルになった時からは慎重にレベルアップする．上腕外転外旋で近位引き込み現象があるも関節唇の輪郭が比較的明瞭な場合は，関節内インピンジメントは増悪していないと判断し投球レベルを次第に上げていく．

（杉本勝正）

参考文献

1) 杉本勝正：肩関節インピンジメント症候群に対する手術―SLAP手術―．臨床スポーツ医学, 30(5)：441-448, 2013.
2) 杉本勝正, 他：投球障害肩の超音波診断〈BR〉―前上方関節包を中心に―．肩関節, 36(2)：319-321, 2012.
3) Snyder SJ, et al.：SLAP lesions of the shoulder. Arthroscopy, 6(4)：274-279, 1990.
4) 杉本勝正, 他：上方関節唇の超音波下動態検査．肩関節, 27(2)：391-394, 2003.

肩関節

③ 上腕二頭筋長頭腱炎

解　剖

　上腕二頭筋長頭腱（LHB）は結節間溝を通り，腱板疎部より関節内に走行し，関節窩上縁（上方関節唇後方）に付着する．関節窩付着部においてLHBは主に後上方関節唇，関節包へと連続し，付着形態は下方関節唇とは異なり関節唇やLHBが大きく動ける自由度の高い形態となっている．関節内への入口部で内方へ屈曲するため，易損傷部位となる．pulley systemとは烏口上腕靱帯（CHL），上関節上腕靱帯（SGHL），棘上筋腱の線維，肩甲下筋腱の線維からなる腱板疎部を構成する軟部組織で，LHBを安定化させるslingの役目を担う（図1）．

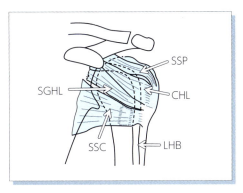

図1 pulley system
SSP：棘上筋腱，CHL：烏口上腕靱帯，
SGHL：上関節上腕靱帯，SSC：肩甲下筋，
LHB：上腕二頭筋長頭腱

病　因

　LHBは結節間溝内から関節内へ走行が変わるため，機械的刺激を受けやすく，断裂，炎症が生じやすい．hidden lesionとは1994年Walchらが報告した病態[1]で，LHBの亜脱臼，脱臼や肩甲下筋腱断裂が肩甲下筋の表層の線維性組織により隠されて表面からは正常に見える病態である（図2）．表層やCHLは正常で，腱板疎部を展開して初めて確認できる．pulley lesionとはLHBを

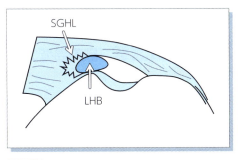

図2 hidden lesion
SGHL：上関節上腕靱帯，LHB：上腕二頭筋長頭腱

結節間溝に安定化させる pulley system が破綻し，LHB が不安定となった病変をいう[2]．

診断

結節間溝部の圧痛，Speed test，Yergason test（p.236 参照）陽性など長頭腱へのストレステストがあるが，腱板の不全断裂や関節唇損傷も合併している症例では身体所見が多彩となる．

プローブのあてかた

結節間溝に対し短軸，長軸で長頭腱，結節間溝内を検査する．内外旋を加え長頭の亜脱臼，脱臼を確認する（図3）．

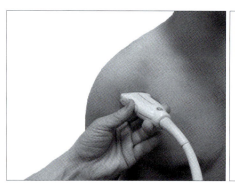
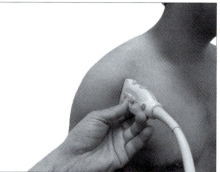

図3 プローブのあてかた
左：短軸像，右：長軸像．

超音波診断

Key Word 「腱周囲低エコー像」

長頭腱炎では主に短軸超音波画像で腱周囲の低エコー領域を，脱臼では上腕を伸展外旋させて動態検査を行い，腱の結節間溝からの逸脱を捉える（図4a）．断裂は長軸像を注意深く観察して腱の連続性を確認する．腱板断裂，関節唇損傷，肩関節周囲炎急性期など関節炎症状を呈する場合，結節間溝内の低エコー像が出現する（図4b）．

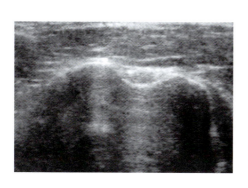
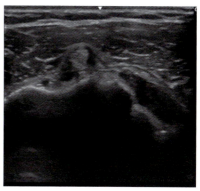
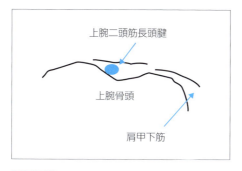

| 図4a | 結節間溝からのLHB逸脱（正常短軸像） |
| 図4b | 結節間溝内LHB周辺の低エコー像 |

治療

超音波下での結節間溝へのステロイド，ヒアルロン酸注射が主体となる．その際ドプラで血管の局在を確認し，穿刺による損傷を防ぐ．注射でも症状が改善しない症例では長頭腱切離または固定術を行う．

スポーツ復帰の判断

圧痛が消退し，超音波画像で低エコー像が軽減したらスポーツレベルを次第にアップさせる．

（杉本勝正）

参考文献

1) Walch G, et al.：Tears of the supraspinatus tendon associated with "hidden" lesions of the rotator interval. JSES, 3(6)：353-360, 1994.
2) Habermeyer P, et al.：Anterosuperior impingement of the shoulder as a result of pulley lesions：a prospective arthroscopic study. JSES, 13(1)：5-12, 2004.

第3章 各部位でみられるスポーツ外傷・障害

肩関節

❹ インピンジメント症候群（肩峰下）

解　剖

　烏口肩峰アーチは肩峰，烏口肩峰靱帯（AC ligament），烏口突起からなる．その下に肩峰下滑液包が存在し，さらにその下に上腕骨大結節および腱板が位置する．第2肩関節はこれらの構成体からなる機能的な関節である（図1）．

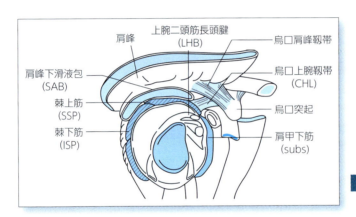

図1　烏口肩峰アーチの解剖

病　因

　肩峰と烏口肩峰靱帯により構成されている肩峰下面と肩峰下滑液包，腱板，上腕二頭筋長頭腱との間に生じる機械的ストレスにより発生する（図2）．肩峰の形態（骨棘，傾斜角度），棘上筋腱の変性，外傷やオーバーユースなどの要因により増悪する．

診　断

　肩峰下前方，外側部圧痛，肩峰下有痛弧（painful arc），Neer（肩内旋位で挙上させる）[2]，Hawkins（肩外転位で内外旋させる）[3]，Ellman（肩関節を水平外転から水平内転にする）[4]，などのインピンジメント徴候陽性，肩峰下での軋音など．

4．インピンジメント症候群（肩峰下）

図2　肩峰下インピンジメント

プローブのあてかた

　棘上筋腱，肩甲下筋を長軸と短軸で観察し，上腕骨を外転，前挙させ肩峰下前縁から烏口突起までの滑走性を動態観察する．特に肩峰前方部，烏口突起周辺の長軸，短軸が重要である．筆者はインピンジメントの観察において以下の2法を用いている．①肩峰前縁と烏口突起間の烏口肩峰靱帯の長軸像を描出し，上腕を内外旋，外転させる（図3a）．②棘上筋腱の長軸像から上腕を外転させて肩峰下への滑動状況を観察する（図3b）．

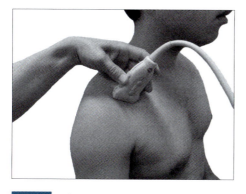

図3a　烏口肩峰靱帯の長軸像を描出

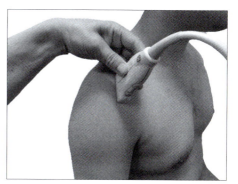

図3b　棘上筋腱の長軸像を描出

超音波診断

Key Word　「表面エコー」

　棘上筋を長軸と短軸で観察し，その表面エコーが不連続か不鮮明な場合，滑液包面断裂や肩峰下の棘上筋の滑走性が低下していると判断する（図4）．また症例によっては

肩峰下滑液包に水腫を呈する．さらに肩を外転しながら滑液包の肩峰下への滑走状況を診る．肩峰前方外側に骨棘を認め，腱板実質，滑液包が腫脹していたり，不全断裂を伴う症例がある（図5）．また長頭腱周囲の低エコー像も高頻度に認める．

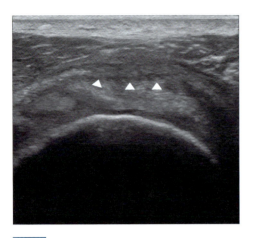

図4　滑液包面断裂像（△）

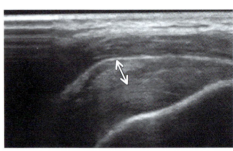

図5　滑液包の腫脹像（↔）

治療

腱板機能を高め，拘縮除去，肩甲骨の位置異常の矯正，ステロイド，ヒアルロン酸の滑液包内注射などでも痛みが軽減しない症例では鏡視下肩峰下除圧術を行う．

スポーツ復帰の判断

上腕の動きで大結節が肩峰下にスムースに入り込む（腱板大結節の滑走性の向上）ことが観察され，滑液包周辺の滲出液消失，棘上筋表層の境界エコーが明瞭化するに従いスポーツレベルを上げていく．

（杉本勝正）

参考文献

1) Neer CS II：anterior acromioplasty for the chronic impingement syndrome in the shoulder：a preliminary report. J Bone Joint Surg Am, 54(1)：41-50, 1972.
2) Neer CS II, et al.：The shoulder in sports. Orthop Clin North Am, 8(3)：583-591, 1977.
3) Hawkins RJ, et al.：Clinical evaluation of shoulder problems. The Shoulder, Saunders, Philadelphia：149-177, 1990.
4) Ellman H：Arthroscopic subacromial decompression: Analysis of one-to three-year results. Arthroscopy, 3(3)：173-181, 1987.

肩関節

⑤ リトルリーグ肩(little leaguer's shoulder：LLS)

解 剖

上腕骨近位骨端線は成長期（10～15歳）が過ぎると閉鎖するが，それまで物理的，機械的に脆弱で損傷を受けやすい（図1）．

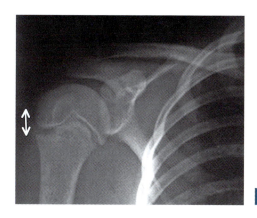

図1　上腕骨近位骨端線の単純X線写真

病 因

骨端線閉鎖前に投球動作を繰り返すことで上腕骨近位骨端線が離開する病態で，一般的に cocking phase から acceleration phase（p.236参照）にかけて外旋位からの急激な内旋に伴う骨への回旋ストレスが成因と考えられている．

診 断

急性期は肩挙上も不能となる．単純X線による骨端線離開のType分類がなされ外側型，全体型，滑り型の3タイプに分けられる（図2)[1]．腱板に行うような抵抗テストで上腕骨後外側から上腕骨に沿って下方に疼痛を訴える．

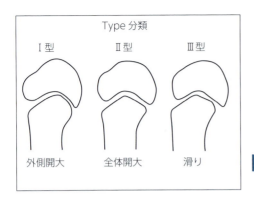

図2　リトルリーグ肩の分類
(兼松義二：中部整災誌 32(4)：1810-1812, 1989)

プローブのあてかた

上腕骨近位を長軸で前方から後方へ全周性に検査する（図3）．症例によっては小結節（肩甲下筋停止部）の骨端線損傷もあるので，結節間溝を短軸で観察する必要もある．

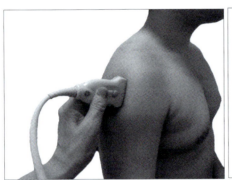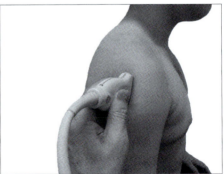

図3　プローブのあてかた

超音波診断

Key Word　「骨端線周囲の低エコー」

後外側の上腕骨近位骨端線離開と浮腫，血腫形成を確認する．骨端線内と周囲の低エコーを経時的に観察する（図4a, b）．

5. リトルリーグ肩 (little leaguer's shoulder : LLS)

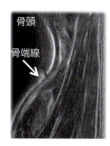

図4a　正常骨端線の超音波画像

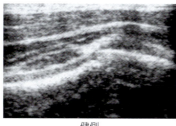
健側

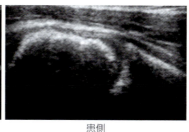
患側

図4b　リトルリーグ肩の超音波画像

治療

いずれのタイプにおいても，一般的には疼痛が消失するまで上腕骨に対する機械的ストレスの負荷を減らすことが治療の第一選択とされる．それぞれの治癒期間は，Ⅰ型が平均3.8ヵ月，Ⅱ型・Ⅲ型で平均6.3ヵ月とされている．筆者らの症例52例の検討では8～10歳は約6ヵ月，12～15歳では3～4ヵ月の安静で治癒した．

スポーツ復帰の判断

骨端線周囲の低エコー領域が減少し，抵抗テストでの痛み誘発も減少または消失した時点で，バント練習とトスバッティング，シャドーでのフォームチェック指導を開始する．これらの動きでまったく疼痛出現がなく，抵抗テストが消失した時点よりネットスロー，両手での素振りを許可する．痛みや不安感が再出現したり，骨端線周囲の低エコーが増悪するならば運動を即座に中止する．これらの徴候が生じなければ投球数は50球，素振りは100回以下で塁間以下でのキャッチボール，遅い球でのフリーバッティングを徐々に開始する．抵抗テストでの疼痛再発と骨端線に低エコーが再出現する傾向をいち早く捉える必要がある．

（杉本勝正）

参考文献

1) 兼松義二, 他：少年野球における上腕骨近位骨端線障害. 中部整災誌, 32(4)：1810-1812, 1989.

第3章 各部位でみられるスポーツ外傷・障害

肩関節

❻ Bennett 病変

解　剖

投球による後方関節包，三頭筋のストレスにより後下方関節窩に生じる骨棘で，すべてが有痛性ではない（図1）.

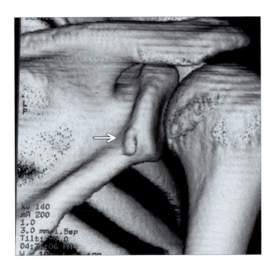

図1　Bennett 骨棘

病　因

後方関節包または上腕三頭筋長頭によるボールリリース後の投球ストレス（牽引力）により生じる．骨棘に骨折が生じた症例や，骨棘部の関節包や周囲筋の腫脹，慢性炎症により疼痛を訴える．

診　断

肩関節後方右肩では8時付近の圧痛，ボールリリース時の肩後方の疼痛，TL（triceps long head）test（p.237参照）陽性[2]，骨棘周辺へのブロックテスト陽性など．

プローブのあてかた

長軸と短軸で捉えると大きさと位置が明瞭になる（図2）．長軸像は三頭筋長頭を長軸で描出し，近位起始部へとプローブを移動させ，肩甲骨付着部の骨隆起を描出すると比較的容易である．短軸像は棘下筋に長軸で後方関節唇基部に存在する骨棘を捉える．

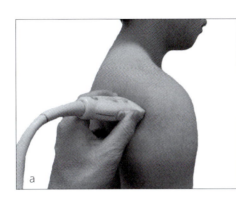
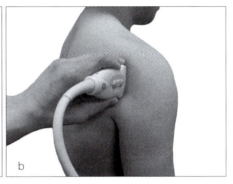

図2 Bennett骨棘に対するプローブのあてかた
a：短軸像，**b**：長軸像．

超音波診断

Key Word 「Bennett骨棘周囲の低エコー」

後方からの超音波画像で骨棘の大きさや周囲の筋肉の浮腫を確認する（図3）．
後方関節包の付着部と三頭筋付着部に出現する骨性隆起だが，有痛性Bennett病変は直上の棘下筋や小円筋が刺激されて低エコーを呈している症例が多い（図4）[3]（後方tightnessの一要因）．また骨棘骨折を伴う症例もある（図5）．Bennett骨棘のブロックテストは超音波ガイド下に少量の麻酔剤を注射して行う．

治療

急性期は投球禁止し安静を原則とする．疼痛が減少したら肩関節周囲のコンディショニング，特に後方ストレッチと肩甲骨可動性を改善する．超音波ガイド下ブロック注射などを施行しても投球レベルが上がらない症例では，鏡視下での骨棘切除を行う．

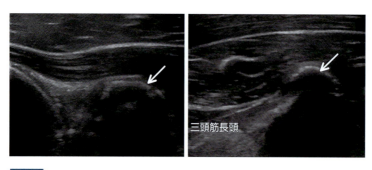

図3 Bennett 骨棘（左：短軸像, 右：長軸像）

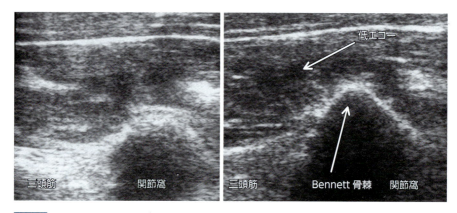

図4 骨棘周囲の低エコー像（左：正常, 右：Bennett 骨棘）

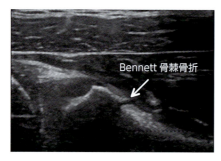

図5 骨棘骨折像

スポーツ復帰の判断

　骨棘周囲の浮腫や棘下筋と小円筋の輝度が正常化し，後方拘縮が軽減したら投球レベルを上げていく．コンディショニングにより投球レベルが上がらず骨棘部の圧痛も取れない症例では鏡視下骨棘切除を行う．

（杉本勝正）

参考文献

1) Bennett GE：Shoulder and elbow lesion of the professional baseball pitcher. JAMA, 117(7)：510-514, 1941.
2) 杉本勝正, 他：投球障害肩におけるTL（Triceps long head）テストの有用性. 肩関節, 34(3)：613-615, 2010.
3) 杉本勝正, 他：Bennett病変の超音波像. 肩関節, 30(2)：211-214, 2006.

肩関節

❼ 肩鎖関節脱臼，肩鎖関節炎

解 剖

　肩鎖関節は鎖骨と肩峰間の関節で主に前後方向を肩鎖靱帯，上下方向を烏口鎖骨靱帯（円錐靱帯，菱形靱帯）で支持されて安定性を保っている（図1）．関節内には顎関節のような関節円板が存在する症例がある．

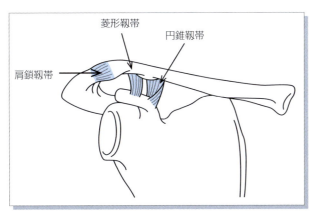

図1　肩鎖関節の靱帯

病 因

　転倒，外側からの強打などで肩峰外側部に強力な外力が働き，鎖骨遠位端が上方に転位脱臼する．肩鎖関節炎は重労働，筋肉トレーニングなどによる肩鎖関節部へのストレスで発症することが多い．

診 断

　肩鎖関節の圧痛，腫脹，上方突出，鎖骨遠位の不安定性など．同様の発症機転で腱板や関節唇も同時損傷している症例があり，合併症診断を怠ってはいけない．

プローブのあてかた

肩鎖関節を長軸で観察する（図2）．

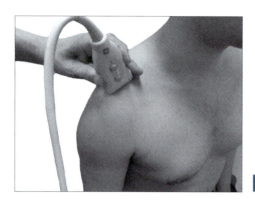

図2　肩鎖関節長軸像のプローブ位置

超音波診断

Key Word 「小骨片」

　肩鎖関節上方から関節内の浮腫，鎖骨端の転位状況をみる．炎症が存在する症例では関節腫脹，関節内に滲出液が存在する症例が多い．鎖骨の遠位端骨折を伴う場合には骨膜上の血腫を確認する．肩鎖関節の亜脱臼に加え鎖骨遠位端に骨片を伴う骨折を認める症例もあるので，骨膜の浮腫や小骨片の存在に注意を要する（図3）．

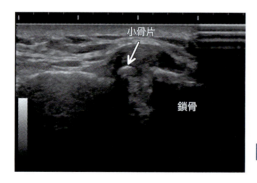

図3　鎖骨遠位端に小骨片を伴う肩鎖関節損傷

治療

　急性期で疼痛がある時期は原則安静で疼痛コントロールを行う．肩鎖関節バンドやテーピングなどを併用する場合もある．手術は一般的に Tossy 分類（p.237 参照）grade III[1] または Rockwood 分類 Type III[2] 以上の症例に対し行っている施設が多いが，保存的に経過をみる施設もある．鎖骨遠位端に骨折を伴う症例では疼痛が長期に残存する症例が多い．

スポーツ復帰の判断

　保存療法の症例では受傷後 2～3 週で，超音波画像上，肩鎖関節部の腫脹が軽減し，圧痛など局所炎症症状が軽減した時点から ROM 訓練を開始する．運動時痛を訴える症例では超音波ガイド下に関節注射をしてリハビリを行う症例もある．疼痛，圧痛，超音波画像での腫脹を経過観察しながら運動レベルを上げていく．

（杉本勝正）

参考文献

1) Tossy JD, et al.：Acromioclavicular separations：Useful and practical classification for treatment. Clin Orthop Relat Res, 28：111-119, 1963.
2) Rockwood CA：Injuries to the acromioclavicular joint. Rockwood CA, Green DP eds, Fractures in Adults,Vol 1, 2nd ed. JB Lippincott, Philadelphia, 860-910, 1984.

手・肘関節

⑧ 手指の外傷・障害

ばね指

解剖・病因

屈筋腱腱鞘のうち手掌の A1 pulley が肥厚し，屈筋腱の滑走障害をきたすことで疼痛を起こす．A1 pulley 部での滑走障害だが，超音波所見としては腱鞘が肥厚しているもの，ガングリオンなどで一部で滑走が障害されているもの，滑膜炎が著明なものなど病態はさまざまである．

診 断

MP 関節掌側部の圧痛と指屈曲位から伸展する時のばね現象（snapping）を観察する．

プローブのあてかた

MP 関節掌側にプローブを長軸方向にあてる（p.69 参照）．

超音波診断　　● Key Word　「fibrillar pattern」

超音波所見としては肥厚した腱鞘と指屈曲時の屈筋腱のたわみ（腱特有の fibrillar pattern の腱鞘部での途絶）が観察される（図1）．

治 療

注射としては腱鞘注射が有用である．ブラインドでは深く針を刺入して腱の抵抗がないところで注入するという方法が知られているが，この方法は疼痛が強いことが多い．超音波機器を用いることができる時は短軸像で腱鞘を観察し，腱鞘表面に薬液が広がる部分にゆっくりステロイドを注射する．

スポーツ復帰の判断

基本的にはスポーツ復帰可能である．

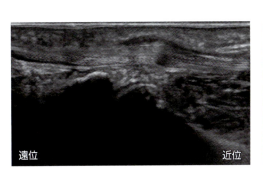
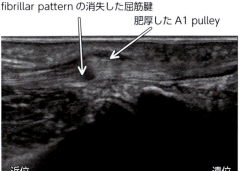

図1 母指ばね指の長軸像

A1 pulley が肥厚しており，屈曲が障害された時のたわみによって fibrillar pattern が消失する屈筋腱の線維が確認できる．

掌側軟骨板損傷

解剖・病因

PIP 関節の過伸展は掌側軟骨板によって制動されている．いわゆる突き指で過伸展された時に掌側軟骨板が損傷，または付着している中節骨が裂離骨折を起こすことが多い．

診 断

単純 X 線では骨折のみしか観察できないが，超音波では鮮明に掌側軟骨板が観察できるため，付着部の小さな骨片も描出することができる．

プローブのあてかた

プローブは PIP 関節掌側に長軸にあてる（p.70 参照）．

超音波診断　　Key Word 「掌側軟骨板裂離」

中節骨の掌側裂離骨折の有無をみる．また，掌側軟骨板の裂離の有無も観察する．屈筋腱の滑走状態を動的に評価して，掌側軟骨板が腱の滑走を障害していないかを観察しておく（図2）．

治 療

治療は側副靱帯の損傷が高度でなければ短期の安静（1週間前後）後，buddy tapingなどで早期に ROM 開始とし，良好な予後が期待できる．

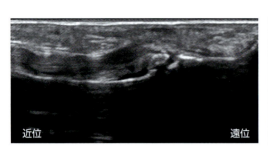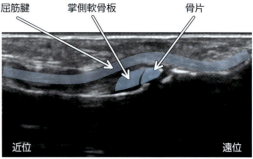

図2 中節骨の掌側裂離骨折の所見
掌側軟骨板の付着部の骨が裂離している．受傷後 3 週間目の所見で屈筋腱は骨片や掌側軟骨板の干渉を受けずに滑走良好であった．buddy taping（p.237 参照）による ROM で良好な機能回復を得た．

スポーツ復帰の判断

掌側軟骨板損傷の修復を直接，超音波検査で判断できる．

A2 pulley 損傷

解剖・病因

クライミングなど介達外力や，直達外力で起こることがある．

診断

基節骨掌側の圧痛と弾発現象および超音波画像による．

プローブのあてかた

プローブを基節骨掌側に長軸にあてる．

超音波診断　　Key Word「滑膜炎」

基節骨に超音波ドプラにて炎症像を認める．A2 pulley の損傷に伴う滑膜炎があり，胴部の液体貯留として低エコー像を呈す（図3）．

治療

A2 pulley 損傷はたびたびばね指と誤診され A1 pulley にステロイド注射を受けたり，直接疼痛部位にステロイド注射を受けることが多く，結果として腱鞘損傷による屈筋腱の bowing を引き起こして手術が必要になることがある．そのため炎症の局在を診断することは重要である．

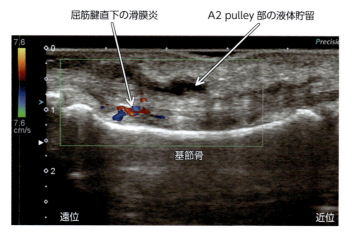

図3 A2 pulley 損傷

手掌でサッカーボールを受け，その後，指を曲げると snapping が出現するようになった男性．他院にてばね指の診断で A1 pulley に注射を受けるも改善せず受診した．基節骨表層に炎症があり，屈筋腱表面に液体貯留を認めた．A2 pulley 付近の損傷，炎症と判断し，pulley 損傷のリスクがあるため注射は行わず外用にて保存加療とし軽快した．安静処置にて自然軽快した．

スポーツ復帰の判断

超音波ドプラにて滑膜炎の消失を認めたらスポーツ復帰可能である．

母指 MP 関節ロッキング

解剖・病因

母指の過伸展により掌側軟骨板が損傷し，MP 関節掌側に陥入してしまい著明な屈曲制限を引き起こす．

診　断

母指の屈曲制限と他動痛がある．

プローブのあてかた

プローブを母指 MP 関節部掌側に長軸にあてる．

超音波診断　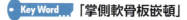「掌側軟骨板嵌頓」

MP 関節に挟まった掌側軟骨板を観察できる（図4）．

陥入した掌側軟骨板

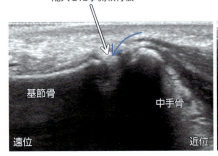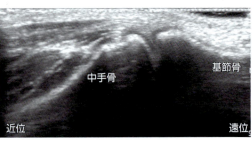

図4　母指MP関節ロッキング

サッカー中にボールが母指にあたり過伸展した後にMP関節屈曲障害を認めて来院した．屈曲制限と他動痛を認めていたが，明らかな変形はなく，単純X線検査でも明らかな骨折は認められなかった．超音波検査にて，中手骨と基節骨間掌側に陥入した掌側軟骨板と思われる構造物あり．周囲に局所麻酔を行い，軸圧方向にストレスをかけ，屈曲することで整復された．解除後に超音波検査で掌側軟骨板が介在していないことを確認した．ROMも改善を認めた．

治療

　掌側軟骨板周囲に超音波ガイド下で局所麻酔をし，屈曲圧迫を行うことによってクリックとロッキングを解除する．解除後に超音波検査で掌側軟骨板が介在していないことを確認する．掌側ロッキング時には関節内には薬液を入れないほうが整復を得られやすいと考えられる．確かに超音波検査下であればMP関節内に正確に局所麻酔を注入することができる．しかし，MP関節のロッキングでは掌側に挟まった掌側軟骨板を押し出すことが整復操作にて重要となるため，関節裂隙が薬液で膨らんでしまうと圧迫がかけにくく整復できないことがしばしばある．そのため筆者は掌側軟骨板周囲に局所麻酔を注入するのみとしている．

スポーツ復帰の判断

　ロッキングが解除されれば，スポーツ復帰可能である．

伸筋腱脱臼

解剖・病因

　手背部において，伸筋腱が中手骨上から脱臼する．

診断

　グリップ時に中手骨頭周囲に痛みと腫脹を訴える．

プローブのあてかた

プローブは中手骨頭部背側にて短軸にあてる．

超音波診断　　Key Word 「伸筋腱脱臼」

超音波ガイド下に明らかに屈曲に伴って脱臼する伸筋腱と，周囲の腫脹，sagittal band とみられる軟部支持組織の断裂がみられる（図5）．

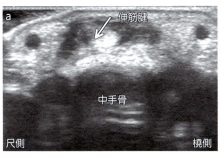
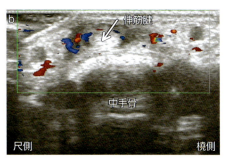
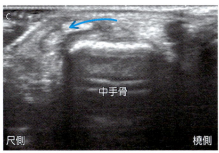
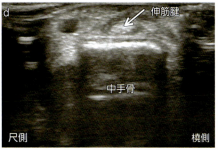

図5　伸筋腱脱臼
ウエイトリフティング中に手背の痛みを認め，その後中指中手骨頭周囲に痛みと腫脹を認めた男性．中手骨背側に伸筋腱と橈側優位の液貯留（a），滑膜炎（b）を認めた．深屈曲により伸筋腱は尺側に偏位し，脱臼する様子が観察できた（c）．
手術加療を行い，尺側 sagittal band の縫合と橈側 sagittal band の縫縮を行った．術後深屈曲でも脱臼せず，腫脹も軽減している様子が観察される（d）．

治療

手術を必要とすることが多い．手術にて sagittal band を修復した後3週間固定し，術後外来経過観察時に伸筋腱の制動性が得られていることを超音波で確認しながら，深屈曲位，full grip の順に安静度をあげていく．屈曲に伴う伸筋腱をリアルタイムで観察可能なため，リハビリ中の伸筋腱の状況も安心してフォローすることができる．

スポーツ復帰の判断

超音波検査下にて，屈曲に伴う腱が脱臼せずに安定的な走行となったら復帰可能である．

（大木　聡）

❾ 手関節の外傷・障害

三角線維軟骨複合体（TFCC）損傷

解 剖

TFCCは手関節において橈骨，尺骨から月状骨，三角骨に靱帯でハンモック状を呈しており，尺骨橈骨間の安定性と尺骨手根骨間の安定性に寄与している．

病 因

TFCCは橈骨遠位端骨折など外傷に伴って損傷することもあるが，回内外を伴うスポーツでのオーバーユースによる受傷もある．

診 断

画像診断はMRIが優れており，超音波での確定診断は困難である．MRIでは脂肪抑制T1強調像，gradient echo法T2強調画像が有用である．

プローブのあてかた

手を靱帯付着部である尺骨頭が背側に出てくるように前腕が回内した状態で手台におき，背側より長軸方向にプローブをあててTFCCを観察する（図1）．

超音波診断　　Key Word 「滑膜炎」

超音波での診断は滑膜炎の存在の把握で有用となる．また，遠位橈尺関節と尺側手根伸筋の部分にも炎症がないか，短軸方向での観察を行う（図2）．

治 療

治療は装具療法や，注射療法，尺骨短縮骨切り術，TFCCの鏡視下縫合術，再建術があげられる．注射はステロイド注射を超音波ガイド下に行っている．手関節を中間位にして軽度橈屈位の状態で茎状突起と三角骨の間よりTFCCを観察し，この間隙部分に背側より26Gの針にて注射を行う．ほぼ90°にて注射を行うが，針先がTFCC実質に入ってしまうと薬液が注入しづらいため，やや近位から遠位に向けて行う．遠位橈尺関節（DRUJ）に痛みをきたす症例は，背側よりプローブをあてて橈骨尺骨間を観察し，

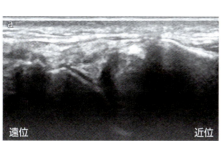
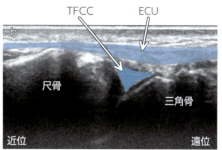

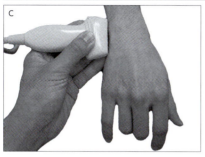

図1 TFCCの超音波画像所見（長軸像）

前腕を回内した状態で手台におき，背側より長軸方向にプローブをあてる（**c**）．回内することにより茎状突起に邪魔されずに尺骨三角骨間を観察できる．尺側手根伸筋（ECU）の直下に三角形の構造として，TFCCの線維が観察できる（**a**, **b**）．

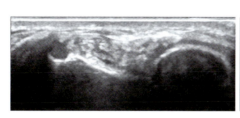
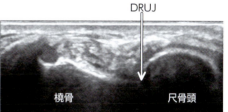

図2 遠位橈尺関節（DRUJ）の短軸像

尺骨頭が橈骨と関節面を形成している様子が観察できる．DRUJの注射はこの視野で行う．

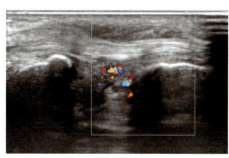
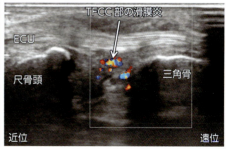

図3 手関節尺側部痛にてMRIでTFCC損傷の診断を受けた患者の長軸像

ECUより深層でTFCCの部分に滑膜炎を認める．同部位にステロイド注射を行い症状軽快を認めた．

交差法にて26Gの針で垂直に穿刺し，薬液を注入する（図3）．

スポーツ復帰の判断

TFCCの滑膜炎が減少し，疼痛がなくなった時点でスポーツ復帰としてよい．

ドゥケルバン（de Quervain）腱鞘炎

解剖・病因

伸筋腱の第一区画に短母指伸筋腱（EPB）と長母指外転筋腱（APB）が通過する．これらの筋のオーバーユースによる腱鞘炎である．

診　断

手関節を尺屈すると第一区画に誘発痛が生じる Finkelstein test が有用である．

プローブのあてかた

橈骨遠位端橈側の第一区画にプローブをあて，短軸像を観察する．

超音波診断　　Key Word　「腱鞘肥厚（低エコー）」

正常では同部位の腱鞘はわずかな低エコー領域でみられるが，当疾患では著明に肥厚した低エコーとして観察され，内部にもドプラで血流増加が観察されることが多い．

治　療

注射を行う時には橈骨神経浅枝の損傷が問題となるが，同部位での橈骨神経浅枝の走行を超音波で同定しながら注射を行うことは困難である．皮神経は体表から索状物として触れることが可能なため，同神経が背側に走行する部分より遠位において超音波ガイド下に垂直法にて注射を行っている．そのためやや掌側から傾けて第一伸筋区画の肥厚した腱鞘周囲に薬液を注入する．腱鞘内や腱内に針先がくると注入が困難なため，腱鞘直上に注入する．

スポーツ復帰の判断

超音波検査で，滑膜炎が消退し疼痛が軽減したらスポーツ復帰とする．

（大木　聡）

参考文献

1) Willekens I, et al.：Ultrasound follow-up of posttraumatic injuries of the sagittal band of the dorsal hood treated by a conservative approach. Eur J Radiol, 84(2)：278-283, 2014.
2) Mifune Y, et al.：High-resolution ultrasound in the diagnosis of trigger finger and evaluation of response to steroid injection. Skeletal Radiol, 45(12)：1661-1667, 2016.
3) Lee SA, et al.：Current status of ultrasonography of the finger. Ultrasonography, 35(2)：110-123, 2015.
4) King EA, et al.：Flexor Tendon Pulley Injuries in Rock Climbers. Hand Clin, 33(1)：141-148, 2017.

手・肘関節

⑩ 肘関節の外傷・障害

　肘関節では軟部組織の外傷や障害が多く，単純X線のみでは確定診断がつかないことがあり，MRIやCT検査などが必要になることも多い．肘周辺は軟部組織が厚くないため，超音波診断が有用である．テニス肘や野球肘などの代表的なスポーツ疾患は他項で解説がされているため，その他の外傷や障害について概説する．

[筋・腱の外傷と障害]

遠位上腕二頭筋腱断裂

　上腕二頭筋腱の断裂は，近位部での断裂が多く遠位部では5%以下とされている．ウエイトリフティングなど，重いものを持ち上げる動作による遠心性収縮により生じる．断裂部位は橈骨結節や筋腱移行部に多く，断裂状態により完全断裂と部分断裂とに分かれる．

超音波診断

　受傷機転や圧痛部位・可動時痛などから本症と診断することはそれほど困難ではない．重要な点は，治療方針を決めるうえで完全断裂と部分断裂を鑑別することである．超音波診断では，前腕を最大回外位としてプローブを遠位上腕二頭筋腱長軸にあてる．腱は橈骨粗面に付着するため橈側かつ深部へと走行する（図1a）．
　完全断裂の場合は腱の連続性が消失し，断裂部には血腫による低エコー領域を認める（図1b）．部分断裂例ではfibrillar patternが不明瞭となるが，連続性は保たれる．完全断裂との鑑別には動的な検査が有用である（図1c）．

上腕三頭筋腱障害

　上腕三頭筋腱の障害には腱症や腱断裂などがある．

超音波診断

　腱症では腱の厚みの増大，fibrillar patternの消失，石灰沈着などを認める（図2）．
　腱断裂では完全断裂であれば連続性が消失し，周囲または腱内部に液体貯留を認める．

第3章 各部位でみられるスポーツ外傷・障害

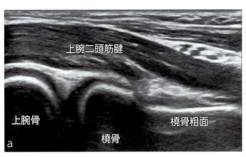
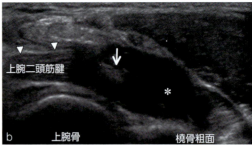
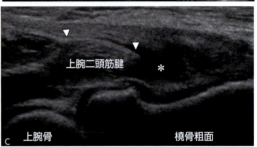

図1 遠位上腕二頭筋腱断裂の超音波画像

a：遠位上腕二頭筋腱（正常）．fibrillar pattern を呈し，橈骨粗面に付着する様子が確認できる．異方性には注意が必要である．
b：完全断裂．上腕二頭筋腱（▽）は橈骨粗面から剝離しており，血腫（*）を認める．断端部（↓）は血腫内で高輝度を示している．
c：部分断裂．上腕二頭筋腱（▽）が一部橈骨粗面から剝離し，血腫（*）を認める．動的な観察でも上腕二頭筋腱の引き込みなどは確認できず部分断裂と診断した．

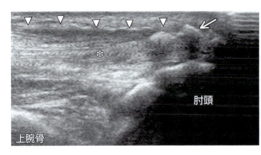
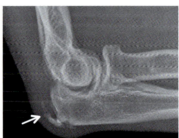

図2 上腕三頭筋腱症（腱炎）

腱（▽）は厚みが増し（健側比較），fibrillar pattern が不明瞭になっている（*）．肘頭の付着部では石灰沈着が認められる（→）．

部分断裂では腱の連続性は保たれる．損傷部位は浅層に多く，腱内部に低エコー像などを認める．完全断裂との鑑別には動的な検査が有用である．

［関節・滑液包の外傷と障害］

関節液貯留

肘関節においても外傷や変性疾患などにより関節内に液体貯留を認めることがある．

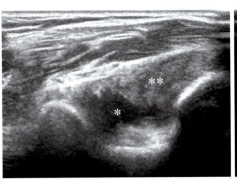
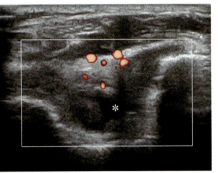

図3 関節液貯留

肘頭窩に無エコーを呈する液体貯留(*)を認める．液体貯留により脂肪体(**)は骨から離れている．ドプラでは脂肪体周囲の血流増加を認める．

超音波診断

　液体貯留は前方から橈骨窩または後方から肘頭窩を観察することで確認できる．液体貯留により，表層の脂肪体と骨に間隙が生じる（図3）．間隙が2 mm以上ある場合には液体貯留が考えられる．エコー輝度はさまざまであるが，無エコーでない場合には血腫や感染，痛風などの炎症性疾患を疑う必要がある．MRI検査も鋭敏な診断が可能であるが，超音波診断装置を用いれば，同時に超音波ガイド下の関節穿刺を行うことが可能である．

滑膜炎

　変形性関節症や関節リウマチ，痛風，偽痛風などが原因となる．

超音波診断

　炎症によって充血した滑膜の増生は，さまざまなエコー輝度を呈する．関節液の貯留を同時に伴うことも多いが，滑膜炎では圧迫で消失しないことや内部血流の増加を認めることが鑑別の手助けになる．滑膜組織が多い場合は，色素性絨毛結節性滑膜炎や滑膜骨軟骨腫症などによるものも考えられる．

関節内遊離体

　肘関節で生じる遊離体は，膝関節に次いで多いとされている[1]．主に肘頭窩や鉤状窩，ソフトスポットなどに存在する．

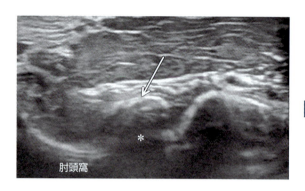

図4　関節内遊離体

肘頭窩に遊離体（✓）を認める．遊離体後方は音響陰影（*）により上腕骨が描出されず，遊離体は骨性の成分が多いことが予想される．

超音波診断

　遊離体が存在する場合には，関節液の貯留を認めることが多い．低エコーを呈する関節液内に，高エコーを呈する遊離体が確認できる．骨性成分が多い場合には後方に音響陰影が描出される（図4）．腕尺関節に挟まった遊離体などの確認は困難なため，CT検査を併用することが望ましい．

滑液包炎

　肘周囲には肘頭滑液包や上腕二頭筋橈骨滑液包などの滑液包が存在する．滑液包炎はオーバーユースや感染，外傷，関節リウマチ，痛風，偽痛風などが原因で発生する．肘周辺では肘頭滑液包の頻度が高い．

超音波診断

　正常の滑液包では，通常液体の貯留は認められないが，滑液包炎では内部に液体貯留が確認できる．内部が無エコーでない場合には痛風などの炎症性疾患を疑う必要がある．滑膜増生や血流増加を確認できることもある（図5）．

弾発肘

　肘の屈伸により弾発現象を認める疾患で，関節内型と関節外型とに分類される[2]．関節内型は輪状靱帯や滑膜ひだ，関節内遊離体など，関節外型は上腕三頭筋腱，尺骨神経などが原因となる．

超音波診断

　動的検査が有用で，関節内型の弾発肘では腕橈関節の長軸像で，肥厚した輪状靱帯や

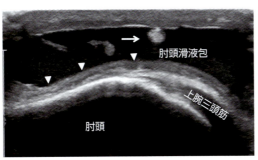
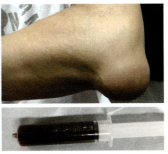

図5 肘頭滑液包

肘頭滑液包の液体貯留を認める．滑液包内壁には滑膜の肥厚や増生（▽）（→）を認める．穿刺では血清の液体が吸引された．

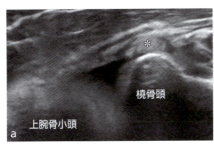
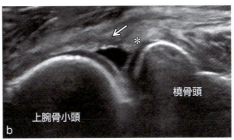

図6 関節内型弾発肘
a：整復位，**b**：脱臼位
肥厚した輪状靱帯（＊）が肘の屈伸によって腕橈関節に脱臼・整復される様子が動的に確認できる．

滑膜ひだが腕橈関節に脱臼（整復）される様子が確認できることがある（図6）．脱臼する角度によってはプローブを置くスペースがなく描出が困難なこともある．尺骨神経脱臼（亜脱臼）では，尺骨神経が内側上顆を乗り上げて脱臼（亜脱臼）する様子が確認できる．

［靱帯の外傷と障害］

内側・外側側副靱帯損傷

外傷による急性損傷と，繰り返す投球動作などによって生じる慢性損傷がある．外傷例では表層の回内屈筋群や伸筋群を同時に損傷していることもある．肘関節の脱臼後には両側の靱帯に損傷を認めることが多い．損傷の程度によって不全断裂と完全断裂とがある．

超音波診断

完全断裂では靱帯の連続性が消失している様子が確認できる．部分断裂であれば，靱

帯は全体的に膨化し腱内部でのfibrillar patternが不明瞭となる．急性損傷では血腫による低エコー領域が認められる．また表層の回内屈筋群や伸筋群にも腫脹や血腫が確認できることもある（図7）．

慢性例では靱帯の形状から断裂の程度を評価することは困難であるが，ストレス下の関節の開大を健側と比較することは不安定性の評価に有用である．

後方不安定性の評価に関しては前腕回・内外による橈骨頭の異常可動などで可能とされている[3]．

肘内障

幼児期に上肢を強く牽引することで発生する．輪状靱帯の一部が橈骨頭から亜脱臼するものである．

超音波診断

腕橈関節の長軸を観察すると，輪状靱帯と回外筋が近位方向に偏位している様子が確認できる（図8）．関節内には無エコーの液体貯留が確認できる場合もある．

［骨軟骨の障害］

肘周辺骨折

肘の周辺骨折は，若年者で頻度が高い．受傷機転が不明な場合や軽微な外傷でも骨傷を認める場合があるため，成人よりも診断が難しい．また骨端線・骨端核が存在するため単純X線のみでは判断に迷うことがあり，超音波検査が有用である．

超音波診断

関節内部に液体貯留を認める際には骨折の存在を疑う．皮質骨や軟骨下骨などの高エコー像の途絶や骨端線の離開などが認められる．

（岩本　航）

参考文献

1) Jacobson JA：Fundamentals of musculoskeletal ultrasound. Philadelphia, Saunders Elsevier, 2007.
2) 波多野光裕, 他：弾発肘の経験と考察. 整形外科, 42(12)：1941-1945, 1991.
3) Martinoli C, et al.：Ultrasound of the elbow. Skeletal Radiol, 30(11)：605-614, 2001.

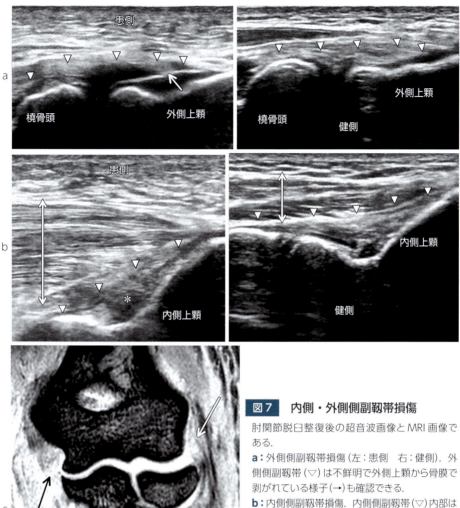

図7　内側・外側側副靱帯損傷

肘関節脱臼整復後の超音波画像とMRI画像である．

a：外側側副靱帯損傷（左：患側　右：健側）．外側側副靱帯（▽）は不鮮明で外側上顆から骨膜で剥がれている様子（→）も確認できる．

b：内側側副靱帯損傷．内側側副靱帯（▽）内部は低エコーを呈しており（＊），fibrillar patternも不鮮明である．表層の回内屈筋群（↔）も健側に比べ腫脹していることが確認できる．

c：MRI画像．内側側副靱帯（黒矢印）および外側側副靱帯（白矢印）の損傷を認める．

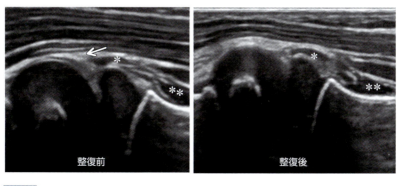

図8　肘内障

輪状靱帯（＊）が脱臼している様子が確認できる（←）．回外筋（＊＊）も同時に偏位している．

手・肘関節

⑪ 野 球 肘（内側の障害）

分 類

内側の障害では，内側上顆下端裂離骨折（リトルリーグエルボー），内側上顆骨端離開，内側（尺側）側副靱帯（MCL）損傷，内側顆疲労骨折，尺骨神経脱臼，肘部管症候群，Struthers' arcade による尺骨神経障害などがある．

病 因

内側上顆下端の裂離骨折は小学校5，6年から中学1，2年の児童・生徒に多く，肘内側痛を主訴に来院する．しかし，中学生では陳旧性を思わせる丸い骨片を持つものが多い．これらの年長者では，内側上顆下端の骨片は骨折端が鈍であり，大部分は小学生時代の裂離骨片が遺残したものと考えられる．下端の裂離骨折が骨癒合していない場合，高校・大学で内側側副靱帯損傷を生じた場合には，保存療法に抵抗するリスク比が 2.6 倍となる[1]．骨癒合を目指す治療が望まれる．小学生では投球の瞬間，急激に発症することもあるが，疼痛は骨端離開のそれより軽微である．

内側上顆骨端離開は 12 ～ 14 歳の内側上顆骨端線の癒合する直前に多く，前駆症状の後，1 球の投球で完全に剥離することも多い．転位が強ければ観血的治療が必要となる．超音波によるフィールド調査では，小学校高学年の野球選手では約 40％に内側上顆障害が存在することが明らかになった[2]．

内側（尺側）側副靱帯損傷は，中学・高校生では数ヵ月にわたり徐々に肘内側痛が発生・増強する傾向があり，長期間野球を続けて微細な損傷が蓄積されてきた大学生，社会人，プロ野球選手では投球の瞬間，激痛とともに発症することが多い．損傷部位は MCL の前斜走靱帯（anterior oblique ligament：AOL）である．脱臼などの外傷ではないため，薄く伸張性のある後斜走靱帯（posterior oblique ligament：POL）は断裂しない．近位起始部損傷が 57.6％，近位骨片部が 18.9％，体部・全長が 21.5％，遠位停止部が 1.9％と近位での損傷の割合が高い[3]．

肘関節内側部痛で MCL 損傷を疑う症例の中に，胸郭出口症候群が潜んでいる症例が多く，鎖骨上窩圧痛の有無，Wright test，Roos test で 30 秒以上可能であるかどうか，上肢の感覚障害がないかどうか酒精綿による感覚鈍麻の有無の確認が重要である[4]．

診断

問　診： スポーツ歴，野球であればポジションがどこであるか，疼痛がいつから出現したか，急に痛くなったか，徐々に痛くなったかどうか，現在投球可能かどうか，スポーツ活動がどの程度制限されるかなどの丁寧な問診が重要である．前述したように，年齢によって生じる障害の病態も異なるため，年齢を考慮することも重要である．

臨床所見： 内側のMCL（AOL），内側上顆，鉤状結節，屈筋群起始部，尺骨神経，上腕三頭筋停止部の圧痛の有無のほか，Struthers' arcade（内側上顆から尺骨神経に沿い近位5～8 cmを中心とした部分）の叩打痛（Tinel様sign）の有無を確認する．さらに肘関節の動揺性を調べるため，肘関節の外反ストレス（milking test）を30°，60°，90°，最大屈曲位で加え，どの角度で最も痛みが強いかを調べる．あるいは最大屈曲位で外反ストレスを加えゆっくり伸展していき，最大の痛みが出る角度をみるMVST（moving valgus stress test）[5]も有効である．

単純X線検査： 内側上顆下端裂離骨折は内側上顆の真下ではなく，やや前方にあるため正面像では描出されにくく，肘関節屈曲45°正面像で良好に描出される．正常では投球側の骨端発育線が先に閉鎖するため，捕球側より投球側の骨端線が開大していれば病的と判断できる．よって内側上顆骨端離開の診断には，健側も含めた両側の撮影が必要である．

CT検査： 3D-CT検査では，内側上顆下端裂離骨折の転位の程度が確認できる．内側上顆骨端離開は屈筋群に牽引され前方に転位している程度まで正確に把握できる．

MRI検査： 内側側副靱帯損傷の有無，損傷程度を確認できる．

プローブのあてかた

肘関節屈曲70～90°で尺側側副靱帯の前斜走靱帯（AOL）に沿ってプローブをあてる（図1）．靱帯を直接探すより内側上顆と靱帯付着部である尺骨鉤状結節（sublime tubercle）を目標にすると靱帯の描出が容易である．

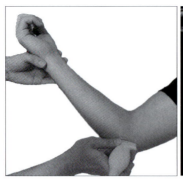
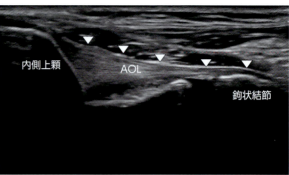

図1 肘内側のエコーのあてかた

AOLの長軸像

超音波診断

Key Word 「前斜走靱帯（AOL）の描出」

肘関節屈曲70〜90°で内側側副靱帯の前斜走靱帯（AOL）に沿ってプローブをあてるとAOLの中に高輝度で音響陰影を伴った剥離骨片を確認できる（図2）（上腕骨内側上顆下端裂離骨折）．

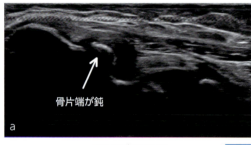

a：矢印が裂離部分　　陳旧例　　b：健側

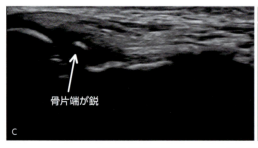

c：矢印が裂離部分　　新鮮例　　d：健側

図2 上腕骨内側上顆下端裂離骨折

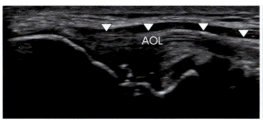
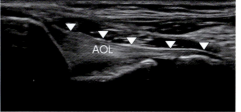

患側　　　　　　　　　　　　　　　健側

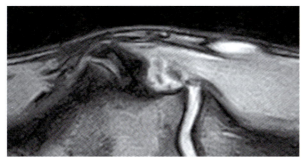

MRI T2 強調像

図3 MCL 損傷（外傷性）

損傷した AOL は肥厚し，輝度の低下がみられる（図3）．

内側上顆骨端離開では，内側上顆の後面には屈筋群に対抗する筋群がないため，骨端線は後方が開大する．

 ## 治　療

骨端離開は予後がよいとされてきたが，1回の外力で発症した例では転位が大きい場合もあり，手術的に整復し tension band wiring（TBW）（p.237 参照）が必要な場合もある（図4）．

内側上顆下端裂離骨折の場合は，初回受傷から最大2ヵ月までの症例なら4週間のギプスもしくはスプリント固定を行う．その後2ヵ月かけて，合計3ヵ月で完全復帰とする．疼痛と骨片離開の程度により3ヵ月，3.5ヵ月，4ヵ月と3種類のリハビリプログラムを使い分けている[4]．

MCL 損傷でリハビリテーションでは十分な改善がみられず，競技復帰を強く望まれる症例にのみ，同側長掌筋腱を用いて伊藤法にて靱帯再建術を行う[3]．

第3章 各部位でみられるスポーツ外傷・障害

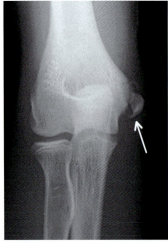

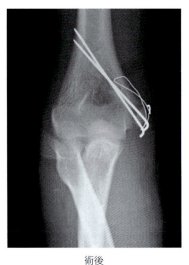
術後

内側上顆が前方に転位している

術前

図4　内側上顆裂離骨折

スポーツ復帰の判断

　1～2週間おきに超音波検査を行い，病態・臨床症状の改善が得られたらスポーツ復帰とする．通常2～4ヵ月程度必要である．

（草野　寛）

参考文献

1) 宇良田大悟，他：投球による肘内側側副靱帯損傷の保存療法における抵抗因子の検討．日肘会誌，20(2)：87-91, 2013.
2) 松浦哲也：少年野球選手における投球肘障害の実態．日整外スポーツ医会誌，27(1)：s70, 2007.
3) 伊藤恵康，他：スポーツによる肘関節尺側側副靱帯損傷．整・災外，46(3)：211-217, 2003.
4) 伊藤恵康：肘関節外科の実際．p.215-242, 南江堂，2011.
5) O'Driscoll SW, et al.：The "moving valgus stress test" for medial collateral ligament tears of the elbow. Am J Sports Med, 33(2)：231-239, 2005.

手・肘関節

⑫ 野 球 肘（外側の障害）

分 類

　外側の障害では，離断性骨軟骨炎（osteochondritis dissecans：OCD），外側上顆炎，外側滑膜ひだ障害，ばね肘などがある．
　外側上顆炎の解説は別項（p.155）に譲る．

病因・病態

1．離断性骨軟骨炎

　OCDは繰り返される外反ストレスによる軟骨下骨髄の壊死が先行し，二次的に関節軟骨に亀裂，変性が発生する．しかし，原因論は1950年頃から諸説あり，いまだ定説をみない．小頭のほか滑車，橈骨頭，肘頭にも同時にOCDが発生する例があること[1]，兄弟例，膝部にもOCDが発生する例があることから，患者の内的因子が関与する例も否定できない．成長期の外側顆骨端発育軟骨が残存している時期から骨端線が閉鎖する期間は小頭への血行動態が大きく変化する時期でもあり[2]，この時期の反復性の圧迫力と剪断力は小頭に大きな侵襲となっていると考えられる．
　単純X線像による病型分類では，三浪の分類[3]が有名であり，透亮期，分離期，遊離期の3つに分類している．
　透亮期は小頭に透亮像がみられるが，病巣周囲に骨硬化像はみられない．病巣の最も早期の骨壊死の状態である．分離期では病巣周囲に骨硬化，軟骨下骨に石灰化あるいは骨化像がみられ，骨化部の分裂像なども加わり，損傷と修復の混在した過程と考えられる．遊離期は，修復中の病巣部がさらに繰り返される機械的ストレスにより折損，脱落して遊離体を生じたものである．また，正面単純X線像での病巣の部位により，小頭外側皮質まで破壊された外側型，小頭中央部に病巣がある中央型に分類される[4]．

2．外側滑膜ひだ障害

　外側滑膜ひだ障害は最終伸展時付近で「肘がひっかかる」を主訴に来院し，多くは漠然とした肘関節痛が主訴である．ひっかかるのは遊離体ばかりではなく，肘筋の後縁と肘頭外側間に索状物を触知することは正常でも少なくないが，この部の圧痛がスポーツ時の疼痛と同じか詳しく尋ねることが重要である[5]．

3. ばね肘

ばね肘は成人型肘内障とも考えられるもので、まれに小学生、多くは中学生・高校生以上の野球選手にみられる。小学生ではクリックがあっても疼痛を訴えることはほとんどない。関節内ばね肘では回内位、肘関節屈曲90°付近で屈伸すると何度でも有痛性のクリックを誘発することができる[6,7]。このような例の手術所見では、輪状靱帯近位1/4〜1/3が橈骨・上腕骨小頭間外前方を中心に膝半月のように嵌頓している。投球動作中期から終末期には強い外反力と遠心力が働くため、輪状靱帯頚部の菲薄部が損傷され、輪状靱帯が近位方向に移動しやすくなり、症状を呈すると考えられる。

診 断

問 診：OCDは野球練習後の肘の違和感、腫脹、伸展制限が初期症状であるが、内側障害と異なり、我慢すれば野球の継続が可能であるため、医療機関への受診が遅れがちである。このため詳細な問診が必要である。

臨床所見：OCDは肘関節鋭角屈曲位で小頭前下面に圧痛がある。進行すれば可動域の明らかな低下、小頭に階段形成・圧痛・腕橈関節後方の遊離体を触知する。時に嵌頓症状を呈する。

単純X線検査：4方向撮影が必須である。正側2方向撮影では病巣の確認が困難な例が多く、45°屈曲位正面と斜位像で病巣が明瞭にみえてくる。

CT検査：病巣の範囲、軟骨下骨の骨再生像の有無などはCT検査にて詳しく確認ができる。3D-CTも病巣の範囲や遊離体が明瞭となる。

MRI検査：T2あるいはT2 STIR像では関節軟骨の変性、亀裂による軟骨下への関節液の流入の有無をみておく。初期はT1強調像で小頭部は低信号である。

プローブのあてかた

被検者の肘関節を最大伸展位にする。上腕骨の短軸像を描出し、遠位にプローブを移動させると内側に鉤状窩、外側に橈骨窩が観察され、さらに遠位に移動させると外側に小頭が観察される（**図1a**）。小頭を画面中央に置き、プローブを90°回転させると腕橈関節長軸像が描出される（**図1b**）。小頭の前面の病変はみえるが、橈骨頭と接する病変や後方の病変を描出するには、肘関節最大屈曲位での後方からの観察が有用である（**図2**）。

12．野球肘（外側の障害）

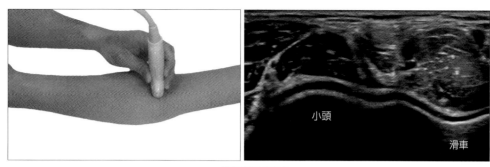

a：腕橈関節短軸像

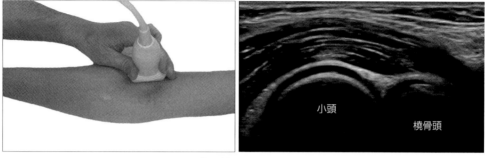

b：腕橈関節長軸像

図1 肘外側のエコーのあてかた（前方から）

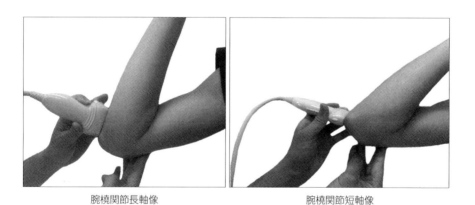

腕橈関節長軸像　　　　　　　　　腕橈関節短軸像

図2 肘外側のエコーのあてかた（後方から）

超音波診断

Key Word　「軟骨下骨の不整像」

　上腕骨小頭離断性骨軟骨炎の超音波画像は，軟骨下骨の不整像（図3）を示すが，ごく初期像では軟骨の厚みが増しているのみで，異常かどうか判断に困ることもある（図4）．左右で比較することが重要である．

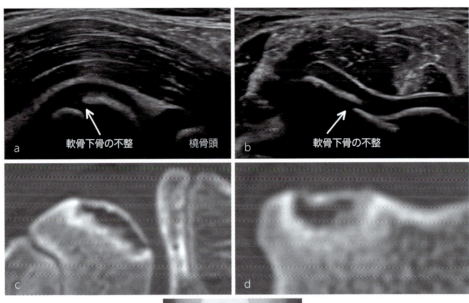

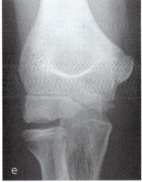

図3　上腕骨小頭離断性骨軟骨炎の画像所見
 a, b：超音波画像（長軸・短軸像）
 c, d：CT（矢状断・横断像）
 e：単純X線45°屈曲正面像

12. 野球肘（外側の障害）

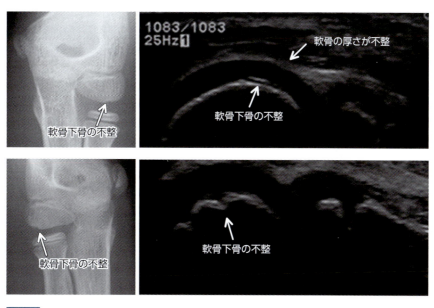

図4　初期 OCD の画像所見

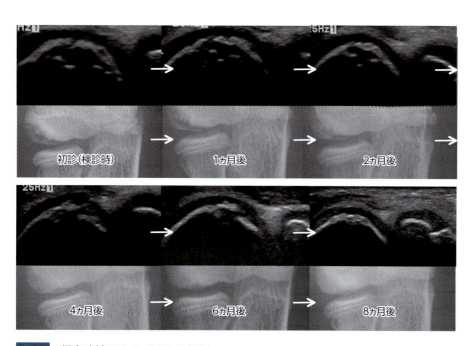

図5　保存療法による OCD の経過

治療

　OCDの初期例では保存的治療が一般的である．透亮期では，特に上腕骨外顆の骨端線が残っていれば保存療法によりほぼ治癒が見込める（図5）が，分離期・遊離期では手術的加療が必要となることも多く，時期の見極めが重要である．手術療法としては，骨釘移植術，骨軟骨柱移植術（mosaicplasty），遊離体再固定術，遊離体切除術，肋軟骨移植術などがあり，病巣部位・範囲，関節軟骨の変性の有無，軟骨下骨の状態などで手術方法を選択する[8),9)]．

（草野　寛）

参考文献

1) 伊藤恵康，他：上腕骨以外の肘関節部離断性骨軟骨炎．日臨スポーツ医会誌，9(3)：340-346, 2001.
2) Haraldson S：On osteochondrosis deformas juvenilis capituli humeri including investigation of intra-osseous vasculature in distal humerus. Acta Orthop Scand, (suppl)38：1-232, 1959.
3) 三浪三千男，他：肘関節に発生した離断性骨軟骨炎 25例の検討．臨整外，14(8)：805-810, 1979.
4) 松浦哲也，他：野球肘．整・災外，43(11)：1243-1248, 2000.
5) 伊藤恵康：スポーツと肘周辺の痛み．ペインクリニック，25：575-583, 2004.
6) 伊藤恵康：肘関節のスポーツ障害．日整会誌，82(1)：45-58, 2008.
7) 伊藤恵康：小児肘内障とバネ肘　肘関節外科の実際，p.208-214，南江堂，2011.
8) 伊藤恵康：スポーツ障害の病態と治療．肘関節外科の実際．p.253-265，南江堂，2011.
9) 古島弘三，他：小頭離断性骨軟骨炎に対する手術的治療．臨床スポーツ医学，29(3)：267-275, 2012.

⑬ 野 球 肘（後方の障害ほか）

分　類

　後方の障害では，肘頭骨端離開・疲労骨折，後方骨棘障害（valgus-extension overload：VEO），後方滑膜ひだ障害などがある．

病　因

　肘頭骨端離開・疲労骨折では，投球加速期からフォロースルー期にかけて肘関節後方あるいは部位不明の肘関節痛を生じる．受傷機転はおそらく同一であり，骨端線閉鎖以前では骨端離開（閉鎖不全）となり，閉鎖後の障害では疲労骨折となる[1~3]．正常な肘頭骨端線は関節面から癒合してくる．しかも，利き手側，投球側の方が非投球側より早く閉鎖する[1]．投球側の方が，骨端線がより広く開大していれば骨端離開であり，骨端線の関節面側，かつ尺側が開大する．加速期の外反ストレス，フォロースルー期の過伸展ストレスの結果生じると考える．

　古島らは肘頭疲労骨折200例の骨折線の走行を検討し，骨端離開型，標準型，移行型，硬化型，遠位型の5型に分類した（図1）[2]．骨端離開は平均14.1歳と若年者に多く，移行型とは，正面像では骨端離開のように骨折線が横行し，側面像では定型的疲労骨折のように関節面側から近位背側方向に向かう骨折線が見える型である．移行型が平均16.9歳であり，標準型が平均18.6歳であった．硬化型は平均18.0歳と成人に多く，単純X線では明らかではなく，MCL損傷を疑って撮影するMRIで明瞭に描出されることも多い．治癒期の状態である．遠位型は平均19.6歳と最も年齢が高く，頻度は少ない．肘頭滑車切痕遠位部から遠位方向に骨折線が走る特異な型である．

　後方骨棘障害，後方滑膜ひだ障害は投球のフォロースルー時，打撃ではインパクトからフォロースルーにかけて疼痛を自覚する訴えが多い．肘頭外側の骨棘周囲には滑膜ひだが発達しやすい．

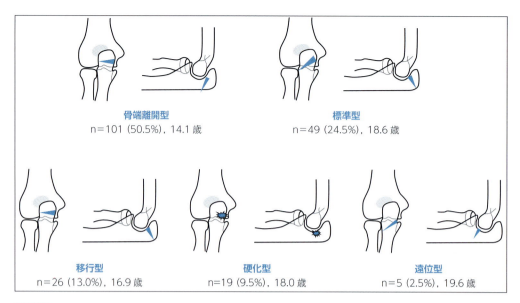

図1 肘頭疲労骨折の分類，頻度，平均年齢(n＝200)

(Furushima K, et al.：Am J Sports Med. 42：1343-1351, 2014)

診　断

問　診：スポーツ歴，野球であればポジションがどこであるか，疼痛がいつから出現したか，急に痛くなったか，徐々に痛くなったかどうか現在投球可能かどうか，スポーツ活動においてどのくらい制限されるかなどの丁寧な問診が重要である．野球であれば，投球・打撃時のどの時期に疼痛が最も強いかなどの問診が重要である．

臨床所見：疼痛の部位を調べる．後方障害では最大伸展時の肘頭，肘頭窩の圧痛を生じることが多い．また，内側側副靱帯損傷も合併していることもあるため，肘関節の動揺性と milking test，MVST（p. 139）により外反ストレス痛の有無をチェックする．

単純X線検査：発育期の骨端離開では両側X線撮影で比較すれば診断は容易である．疲労骨折は単純X線写真に写っていても見逃されることが多いことに注意が必要である．骨棘も単純X線で明らかであるが，3D-CTで正確な位置の把握ができる．

CT検査：骨端離開，疲労骨折の正確な位置と走行の把握が可能である．後方骨棘の正確な位置の把握には不可欠であり，単純X線でわかりにくい疲労骨折の診断にも有用である．

MRI検査：肘頭疲労骨折の初期像，MCL損傷の合併の有無をみるのに有用である．骨棘周囲の滑膜ひだの診断には必須である．

プローブのあてかた（図2, 3）

後方の障害では，肘頭先端の不整や不連続像，肘頭窩の骨棘形成などを生じるが，伸展位では肘頭先端は肘頭窩におさまってしまい，描出が困難となるため，肘関節90°〜深屈曲位で後方からプローブをあてる．滑膜ひだ障害の場合，後方の肘頭滑車間と後外側の腕橈関節内に高輝度を呈する滑膜ひだを確認し，外側から前方までプローブを移動させて，外側から前方まで滑膜ひだを描出する．肘頭骨端離開・疲労骨折は背側まで病巣が広がっていれば描出できる可能性があるが，多くは困難である（図4）．

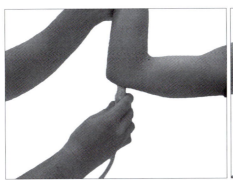
軽度屈曲位

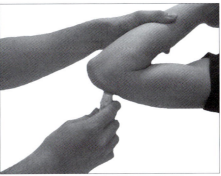
最大屈曲位

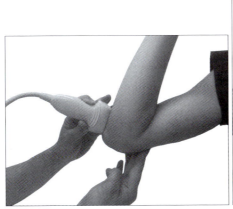

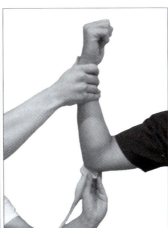

図2 肘後方のエコーのあてかた

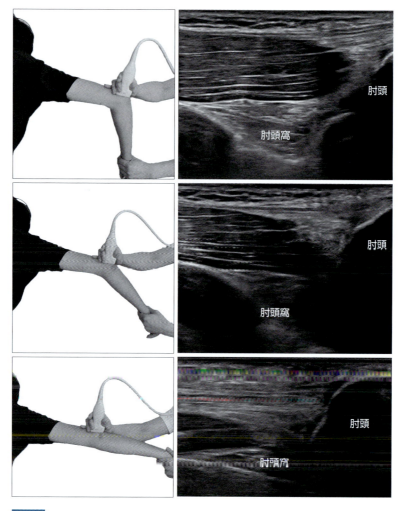

図3 肘後方のエコーのあてかた（臥位）

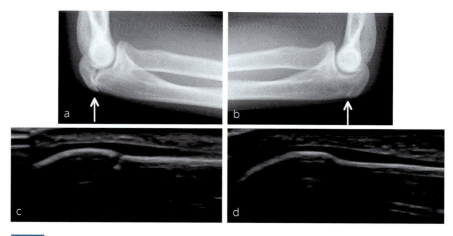

図4 肘頭骨端離開
　a：単純X線側面像（患側），**b**：単純X線側面像（健側），**c, d**：超音波長軸像

13．野球肘（後方の障害ほか）

超音波診断

Key Word　「左右差」

　肘頭先端の不整や不連続像，肘頭窩の骨棘像により診断できる．また，肘関節伸展することにより，その部位がインピンジすることが確認できる（図5）．滑膜ひだ障害は厚いからといって必ずしも病的とは限らないが，症状がありエコー上で高輝度な滑膜ひだを描出すれば，診断となる（図6）．

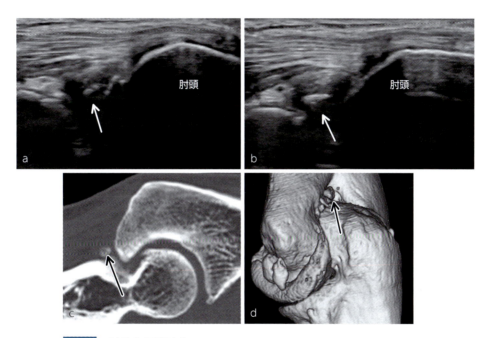

図5　肘後方骨棘障害
a：超音波画像（屈曲時），b：超音波画像（伸展時にインピンジしている），
c：CT sagittal 像，d：3D-CT 像

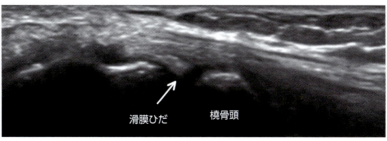

腕橈関節長軸像

図6　滑膜ひだ障害

治 療

　肘頭骨棘，肘頭窩の骨棘障害では，内側側副靱帯損傷合併の有無を調べる必要がある．内側側副靱帯損傷を伴わなければ，骨棘の切除を行う．内側側副靱帯損傷を伴い，保存療法にて改善なければ，靱帯再建と骨棘切除を同時に行う．

　滑膜ひだ障害は保存療法で反応がなければ，観血的に滑膜ひだ切除を行う．

　肘頭骨端離開・疲労骨折は保存療法にて改善なければ手術療法を考慮する．内側側副靱帯の同時再建を要する場合も少なくない．

スポーツ復帰の判断

　超音波検査を1～2週おきに行い，病態の改善と疼痛など臨床症状の改善が得られたらスポーツ復帰としてよい．通常2～4ヵ月程度である．

（草野　寛）

参考文献

1) 伊藤恵康，他：スポーツ障害としての肘頭骨端離開・疲労骨折の病態．日肘会誌，11(1)：45-46, 2004.
2) Furushima K, et al.：Classification of olecranon stress fractures in baseball players. Am J Sports Med, 42(6)：1343-1351, 2014.
3) 伊藤恵康：肘関節外科の実際．南江堂，2011.

手・肘関節

14 上腕骨外側上顆炎

解 剖

前腕伸筋群は上腕骨の外側上顆付近から起始している．短橈側手根伸筋（extensor carpi radialis brevis：ECRB）は，外側上顆から起始し，第3中手骨基部に停止し手関節を背屈させる作用がある．起始部は幅10 mm，厚さ1 mmで扁平な形状をしている[1]．

病 因

上腕骨外側上顆炎は一般的にはテニス肘とも呼ばれている．バックハンド動作などによる肘の内反ストレスや，スイートスポットでボールを打ち返せなかった際の捻れと振動などが伸筋群に負担をかけることで生じるとされる．

本疾患の病態はECRBの付着部症であるとされ，コンセンサスが得られている．ECRBの構造が扁平であるため単位面積あたりに大きな力が作用し，変性，微小断裂が生じると考えられている．また関節内滑膜炎や滑膜ひだの陥入，輪状靱帯の断裂や狭窄も疼痛の原因になるとされている[1]．

診 断

問 診：外側上顆周囲に疼痛を訴える場合は，本症の可能性を念頭において診察を進める．職業やスポーツ歴，発症様式を確認する．

触 診：上腕骨外側上顆伸筋腱起始部の圧痛を確認する．さらに，抵抗性手関節背屈運動での疼痛の誘発を確認する．誘発テストにはThomsen test，chair test，middle finger testなどがある（図1）．

単純X線検査：外側上顆周囲の石灰沈着を確認し，関節内遊離体，変形性肘関節症など肘痛の原因となる他疾患のルールアウトを行う．

第3章 各部位でみられるスポーツ外傷・障害

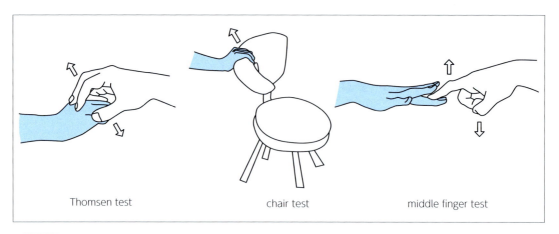

Thomsen test　　chair test　　middle finger test

図1 誘発テスト

MRI検査：ECRB走始部にT2強調画像での高信号像や，T1強調画像での造影効果を認めるとされているが，エビデンスに乏しい．MRIの意義は，本疾患と診断するうえで矛盾がないことの確認とその他疾患の除外であり，あくまで補助診断である[1]．

プローブのあてかた

肘屈曲・前腕回内位とし，長軸像を中心に観察を行う．外側上顆が描出されるようプローブ位置を調整する．プローブ遠位を体表から観察できる前腕の筋走行に沿わせるか，手関節部のLister結節付近に向くようにする．上腕骨外側上顆付近で，総指伸筋（extenson digitorum communis：EDC）の深層にfibrillar patternを呈する短橈側手根伸筋（ECRB）が走行することを確認する[2]（図2）．

超音波診断

Key Word 「ECRBの長軸像」

ECRBのfibrillar patternが不明瞭となりエコー輝度が低下する．腱の厚みが増し，浮腫像や瘢痕像がみられることもある（図2）．

治　療

治療の基本は保存療法である．保存療法に効果が乏しい場合には手術療法を検討する．

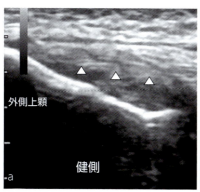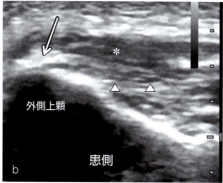

図2　上腕骨外側上顆炎の超音波画像
a：肘外側長軸像(健側)．ECRB(△)が深層でfibrillar patternを呈している．
b：肘外側長軸像(患側)．ECRB(△)のfibrillar patternの乱れや表層の低エコー(＊)．
外側上顆表層には石灰沈着(→)を認める．

　テニスバンドの着用は簡便で，第一選択としてもよいと考えられる．バンドはECRB起始部を持続圧迫し，浮腫発生を抑制することで効果をもたらすとされているが，どの程度圧迫をするかということに関しては，コンセンサスは得られていない．また，ストレッチング，マッサージなどの理学療法も有効とされており，バンドやステロイド局所注射との比較においてもその有意性が示されている．その他，内服・外用のNSAIDsといった薬剤の投与，ステロイド局所注射も短期的には有効であるとされている．なお，ステロイド注射に関しては，関節内注射と局所への注射を比べて有意差はないとする報告もある[1]．

　上記の保存療法を施行しても改善がみられない場合は，手術療法を検討する．基本的には，ECRBの緊張軽減や滑膜切除が目的であり，近年では関節鏡視下手術を行う施設も増えてきている[1]．

スポーツ復帰の判断

　治療介入をすることで症状の改善は早まるが，治療内容に関係なく6ヵ月以内には90～95％で改善が得られているともされている．上肢，手関節，手指をよく使う場合には，予後が悪いとされている．また早期に手作業，力作業を行う場合や競技レベルが高い場合は再発率が高く注意が必要である[1]．

（岩下孝粋，岩本　航）

参考文献

1) 上腕骨外側上顆炎ガイドライン策定委員会：上腕骨外側上顆炎診療ガイドライン．南江堂，2006．
2) 皆川洋至：超音波でわかる運動器疾患－診断のテクニック．メジカルビュー社，2010．

第3章 各部位でみられるスポーツ外傷・障害

手・肘関節

15 上腕骨内側上顆炎

解 剖

　肘関節内側（尺側）では，上腕骨の内側上顆が屈筋回内筋群（尺側手根屈筋：FCU，浅指屈筋：FDS，長掌筋：PL，橈側手根屈筋：FCR，円回内筋：PT）の一部や尺側側副靱帯（UCL）の起始部となっている．内側上顆後面下部には尺骨神経溝があり尺骨神経が存在する[1]．

病 因

　一般的にはゴルフ肘，フォアハンドテニス肘と呼ばれる．ゴルフスイング，テニスにおけるフォアハンドスイングやバドミントンにおけるスマッシュ動作などで起こるとされている．これらは，フォアサイドでの横スイングやオーバーヘッドスイングで過度な回内動作や慢性的外反ストレスを生じ屈筋共通腱・回内筋に障害を生じさせる[2,3]．本質的には，腱付着部の炎症ではなく変性であるとされ，慢性的機械刺激により微小断裂と肉芽形成を認めるとされている．
　上腕骨外側上顆炎と比べると比率は約1割程度であり，スポーツ障害として重要であるものの頻度は少ない．その理由としては伸筋力が屈筋力よりも弱いことが考えられる．スポーツ選手においては，上腕骨外側上顆炎に比べ上級者に多くみられることも特徴である．

診 断

　問　診：肘関節内側上顆周囲に疼痛を訴える患者は，本症の可能性を念頭において診察を進める．職業やスポーツ歴，発症様式の聴取を行う．

　触　診：上腕骨内側上顆付近で屈筋回内筋腱起始部の圧痛を確認する．圧痛は内側上顆から遠位前方約5 mmの部位で最も多い．関節可動域の減少や拘縮を認めることもある[3]．
　抵抗下での前腕回内運動（forearm pronation test），または手関節掌屈運動（wrist

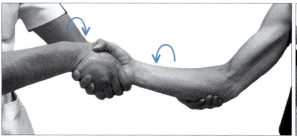
forearm pronation test

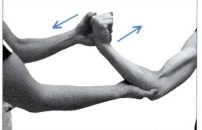
wrist flexion test

図1 誘発テスト

flexion test）による疼痛出現を確認する（図1）.

単純X線検査：内側上顆付近の骨棘や石灰化が認められることがあり，これらは，慢性的なものや陳旧性尺側側副靱帯の損傷の存在が示唆させる[3]．

MRI検査：変性では冠状断のT2強調像やSTIR像で，内側上顆近傍の屈筋腱や回内筋内の高信号や腱の肥厚がみられる[2]．

プローブのあてかた

　肘屈曲・前腕回外位とし，長軸像を中心に観察を行う．上腕骨内側上顆を描出しつつ，プローブを扇状に回転させ，尺骨鉤状結節を描出する．その骨性のランドマーク2ヵ所を繋ぐ三角形の高エコー像を示す組織が，尺側側副靱帯の前斜走線維（AOL）である．前腕屈筋群はAOLの表層を走行し，上腕骨内側上顆に付着する[4]．

超音波診断

● Key Word 「回内屈筋群の長軸像」

　屈筋回内筋群の腱付着部での腫脹と低エコー像を認める．内側上顆付近で石灰沈着を認める場合もある（図2）.

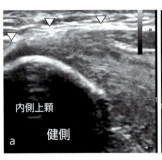
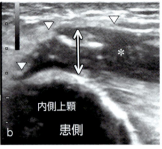

図2　上腕骨内側上顆炎の超音波画像
a：肘内側長軸像（健側）．内側上顆に回内屈筋群が付着している（▽）．
b：肘内側長軸像（患側）．回内屈筋群は低エコーを呈し（＊），腫脹している（↔）．

治　療

　保存療法が中心となり，抗炎症薬投与，スプリント固定，ステロイド注射などで良好な結果が得られる．保存療法に抵抗性がある場合，手術療法を検討する．手術療法では経皮的解離術から観血的デブリドマンまで多岐にわたる．尺骨神経症状が認められる場合は，尺骨神経を除圧・移動すべきである．内側上顆の切除も施行可能であるが，尺側側副靱帯の20％以上を切除してはならないとされる．近年関節鏡による手術報告もあるが，外側上顆炎と比べると症例報告は少なく，外側上顆炎ほど成績が良好ではない[3]．

スポーツ復帰の判断

　上腕骨外側上顆炎と同様．

【上腕骨外側上顆炎および内側上顆炎における超音波検査の有効性について】
　上腕骨外側・内側上顆炎に対する，超音波検査とMRI検査による診断を比較した報告[5]では，超音波検査の感度が64〜82％，特異度が67〜100％であり，MRI検査は感度が90〜100％，特異度が83〜100％であった．超音波検査はMRIに劣るものの初回に行う検査としては有用であると考えられる．超音波検査を繰り返し行い明らかな画像所見が確認できなかった場合や難治例に対してMRIを施行すべきと考えている．

〈岩下孝粋，岩本　航〉

参考文献
1)　伊藤恵康：肘関節外科の実際．南江堂，2011．
2)　西尾泰彦，他：上腕骨内側上顆炎−その病態と手術療法−．骨・関節・靱帯，5(10)：1025-1030，2002．
3)　S. Terry：キャンベル整形外科手術書−スポーツ医学/関節鏡10版．エルゼビア・ジャパン，2004．
4)　皆川洋至：超音波でわかる運動器疾患−診断のテクニック．メジカルビュー社，2010．
5)　Miller TT, et al.：Comparison of Sonography and MRI for Diagnosing Epicondylitis：J Clin Ultrasound, 30(4)：193-202, 2002.

手・肘関節

16 上肢の神経障害

手根管症候群

解剖・病因

手関節掌側において，正中神経が他の多くの腱群とともに手根管内を通る．この手根管を横手根靱帯が被っている．病因としては横手根靱帯による圧迫の症状がほとんどであるが，ガングリオンや橈骨変形治癒に伴うものもある．

診　断

診断は，母指から環指尺側までの指先のしびれと母指の対立運動障害などの臨床所見と筋電図による正中神経の伝導速度の低下や異常波形による．

プローブのあてかた

プローブは手関節掌側の手根管部にあてて短軸像を得る（図1 c）．

超音波診断　　● Key Word　「正中神経の平坦化」

超音波にてガングリオンなど占拠性病変の否定や，症例によっては屈筋腱での著明な滑膜炎が観察されることがある．正中神経の性状としては横手根靱帯下での神経の平坦化と，靱帯手前での径の増大，内部構造の不均一性を認める（図1）．

治　療

保存療法としては背側シーネや内服，注射も行われるが，ステロイド注射が有効な症例がある．注射は横手根靱帯の少し近位にて長掌筋腱と橈側手根屈筋腱の間に正中神経を観察し，交差法で神経束に直撃しないよう，神経周囲に薬液を注入する．屈筋腱の滑膜炎が強い例では，滑膜炎の強い部分に薬液を注入する．屈筋腱の炎症の強い例ではステロイド注射が著効する例が多い．

スポーツ復帰の判断

滑膜炎が減少して，疼痛が軽減してきたらスポーツ復帰としてよい．

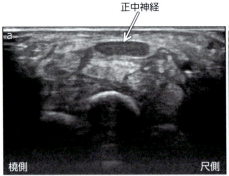
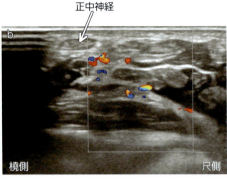
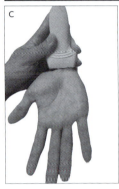

図1 手根管症候群

a：筋電図で手根管症候群と診断された74歳女性．横手根靱帯より近位での短軸像．正中神経の神経束構造が不明瞭であり，肥大化を認める．
b：別の手根管症候群の患者の超音波画像．横手根靱帯より近位での短軸像にて，屈筋腱に著明な滑膜炎を認めた．この患者は滑膜炎部へのステロイド注射にて症状が劇的に改善した．
c：プローブは手関節掌側の手根管部にあてて短軸像を得る．

尺骨神経脱臼

解剖・病因

　尺骨神経障害の診断には筋電図が有用であるが，神経伝導速度が正常でも肘関節屈曲時の内側顆での尺骨神経の部分の痛みを主訴とすることがある．

診断

　診断としては身体所見にて尺骨神経の脱臼を触れることができるが，脱臼の様子は超音波にて観察することができる．

プローブのあてかた

　プローブは肘内側部の尺骨神経溝に短軸の方向にあてる（図2c）．

超音波診断　　Key Word「尺骨神経脱臼」

　脱臼の様子は超音波にて観察することができる．遠位にて尺骨神経を観察し，尺骨神経内で尺骨神経を同定する．このプローブの位置を保ったまま，肘関節を深屈曲させると内側上顆にのりあげる尺骨神経を観察することができる（図2 a, b）．無症状でも尺

16．上肢の神経障害

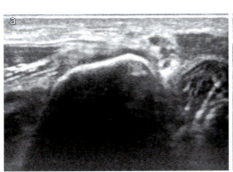
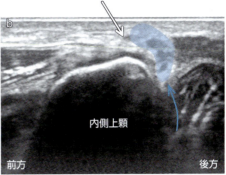

尺骨神経溝より脱臼した尺骨神経

内側上顆

前方　　後方

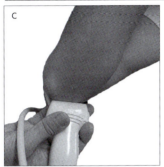

図2　尺骨神経脱臼
a, b：内側上顆と肘頭の間の尺骨神経溝に神経束構造が明らかな尺骨神経を認める．安静時は正常だが，肘の深屈曲で内側上顆への尺骨神経の脱臼を認める．
c：筋電図上は正常だが，肘の屈曲伸展にて内側上顆付近に痛みを認める35歳男性．尺骨神経溝での短軸像である．

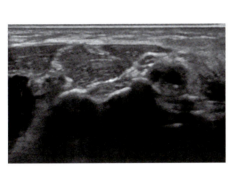
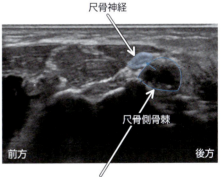

尺骨神経

尺骨側骨棘

前方　　後方

嚢胞が尺骨神経を押し上げている

図3　尺骨神経短軸像
筋電図上尺骨神経麻痺と診断された変形性肘関節症患者での尺骨神経短軸像．肘関節内から連続する嚢胞性病変に尺骨神経が圧迫されている様子が観察できる．

骨神経の脱臼を呈する患者は多い．そのため，脱臼所見と自覚症状のタイミングの整合性や，圧痛部位と尺骨神経走行部位の一致などをみて総合的に判断することが重要である．また，尺骨神経周囲の占拠性病変による神経の圧迫を受けていることもあり，他疾患との鑑別も重要となる（図3）．

治療

内服，安静などでも症状が続く場合には，尺骨神経溝形成術，尺骨神経前方移行術などの手術を行う．

 ## スポーツ復帰の判断

しびれが軽減したらスポーツ復帰可とする．超音波にて肘を屈曲伸展させても，脱臼が起こらないことを確認する．

（大木　聡）

参考文献

1) Maffulli N, et al：US in the diagnosis of ulnar nerve dislocation. Radiology, 223(3)：877-878, 2002.
2) Lange J, et al.：Carpal tunnel syndrome diagnosed using ultrasound as a first-line exam by the surgeon. J Hand Surg Eur, 38(6)：627-632, 2013.
3) Fujimoto K, et al.：Diagnosis of severe carpal tunnel syndrome using nerve conduction study and ultrasonography. Ultrasound Med Biol, 41(10)：2575-2580, 2015.

股関節

⑰ ハムストリングス損傷

　ハムストリングス損傷は，股関節，大腿部において最も多いスポーツ外傷の一つであり，かつ再損傷も多く，治療には細心の注意を払わねばならない．また，軟部組織損傷ということで，超音波検査が重要な役割を担う外傷である．本項ではハムストリングス損傷に対する最新の研究の動向を含めて，本損傷に対する超音波検査について述べる．

解　剖

　一般的に，ハムストリングスとは膝窩部に停止する5つの筋のことをいう．すなわち，内側ハムストリングスとして薄筋，縫工筋，半腱様筋および半膜様筋があり，外側ハムストリングスとして大腿二頭筋があり，それらの総称である[1]．このうち，スポーツ外傷で問題となるのは，大腿二頭筋，半腱様筋および半膜様筋である．大腿二頭筋は，起始が坐骨結節（長頭）と大腿骨粗線外側唇（短頭）で，停止が腓骨頭である．半腱様筋は，起始が坐骨結節で，停止が脛骨鵞足である．半膜様筋は，起始が坐骨結節で，停止が脛骨内側顆である．股関節伸展と膝関節屈曲の作用を持つ．

病　因

　ハムストリングス損傷にはsprinting typeとslow stretch typeの2種があると報告されている．sprinting typeは高速ランニング時のハムストリングス筋の過度の求心性収縮で生じ，主に大腿二頭筋長頭が損傷される．slow stretch typeはキック，スライディングやハードル競技で生じるハムストリングス筋の過度の遠心性収縮で生じ，半腱様筋の近位部が損傷される[2]．また，左右の筋のアンバランスや，膝伸展筋である大腿四頭筋との筋バランスの乱れが原因となるといわれている（大腿四頭筋が6でハムストリングス筋が4の割合が正常）．

診　断

　問　診：いつ，どんなスポーツ種目のどのような動作をしているときに疼痛があった

のかを詳しく問診する．多い訴えは，ランニング中に突然，殿部に激痛が走ったなどである．

視　診：腹臥位で，大腿後面とくに坐骨結節部のすぐ遠位部分について視診をよく行う．ハムストリングス筋の腫脹，皮下出血に注意する．

触　診：腹臥位で，大腿後面の圧痛点を探っていく．坐骨結節部からその約 10 cm 遠位部分にかけての損傷が多い．次に患者を仰臥位として，患肢を膝伸展位で他動的に挙上する straight leg raising test（SLT）を行うとよい[3]．重症例では疼痛のため，挙上できる角度が小さいことが多い．この角度が治癒の過程で徐々に大きくなっていく．

単純 X 線検査：ハムストリングスの共通起始部である，坐骨結節での剥離骨折が存する可能性があるので，単純 X 線股関節 2 方向撮影を必ず行う．

MRI 検査：MRI は有用な検査法であり，大腿二頭筋，半腱様筋の起始部付近での T2 強調像での高信号を確認でき，血腫または筋断裂と診断できる．また，その大きさ，局在部位も正確に診断できる[4]．

プローブのあてかた

　プローブは，患者を腹臥位として，まず坐骨結節部より探索を開始する．この部位での剥離骨折の有無を確認する．次にプローブを遠位に進めていき，圧痛部を中心にあてていくが，坐骨結節部の約 5 cm 遠位部で，やや外側の大腿二頭筋長頭部を中心に探索するとよい．この部位に最も損傷が多い．次にプローブをやや内側遠位に移動して，半腱様筋，半膜様筋の近位部を検査する．この部位の半腱様筋にも損傷が多い（**図 1**）．プローブは長軸方向と短軸方向にあてていく．

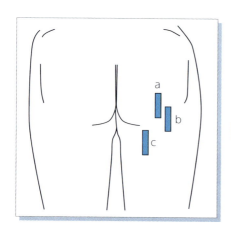

図 1　ハムストリングス損傷に対するプローブのあてかた

まず，坐骨結節の剥離骨折の有無を調べる(a)．次にその約5cm遠位部付近で大腿二頭筋長頭の損傷の有無を調べる(b)．さらにその少し内側で，半腱様筋，半膜様筋の損傷の有無を調べる(c)．

超音波診断

Key Word 「血腫の探索」

大腿二頭筋または半腱様筋の筋腹内の低信号として，血腫または浮腫部分を確認できる（図2）．病変はやや低信号で，筋腹内の本来のfibrillar patternが消失している．損傷部位がわかったら，損傷された筋の名前と部位（腱，筋腱移行部または筋）を記載する．同時に損傷範囲の長さと幅も記載する．石灰化の有無も記載しておく．

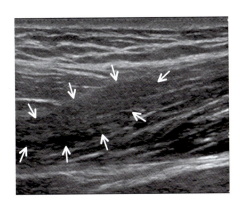

図2 ハムストリングス損傷の超音波画像
20歳男性．陸上競技部でランニング中に受傷した．左大腿二頭筋内に血腫（→）が認められた．

治 療

治療は，第1期から第5期に分けて考えるとよい[5]．

▶第1期（初期治療）：受傷後1週
　　RICE（Rest 安静，Icing アイシング，Compression 圧迫，Elevation 挙上）
　　松葉杖歩行による免荷
　　他動的な股関節，膝関節可動域訓練
　　自動的な股関節，膝関節可動域訓練：ヒールスライド（坐位で踵を床につけて滑らす），ウォールスライド（仰臥位で踵を壁につけて滑らす）

▶第2期（亜急性期）：1～3週
　　等尺性ハムストリング訓練

▶第3期（リモデリング期）：3～6週
　　腹臥位ハムストリングカール（腹臥位で膝屈曲訓練），
　　立位ハムストリングカール（立位での膝屈曲訓練）

▶第4期（機能回復期）：6週～6ヵ月
　　6週でジョギング，12週で全力疾走

▶第5期（競技復帰）：なるべく6ヵ月以後
　　　　ストレッチと筋力アップを継続

ただ，最近は遠心性訓練を重視するNordic hamstring exercise（NHE）[6]や，体幹筋を重視するprogressive agility and trunk stabilization（PATS）[7]などが提案されている．

スポーツ復帰の判断

スポーツ復帰の判断について，急性損傷では初期の血腫の大きさとは，MRI上もエコー上も関係がないという報告が多い[8]．血腫の部位が坐骨結節に近いときには，スポーツ復帰を遅らせるべきであるとの報告がある[2]．straight leg raising test（SLT）が小さいと重症であり，スポーツ復帰も遅らせる必要がある．SLTを行って左右差がなくなり，超音波検査にてハムストリングス筋内の血腫が十分に吸収されてから，スポーツ復帰を許可する．通常，受傷後1～6ヵ月後くらいである．ハムストリングス損傷は，十分に治癒する前に復帰してしまうと再損傷が多いので，特に注意をする必要がある．

まとめ

ハムストリングス損傷は，股関節大腿部で最も多いスポーツ外傷で，日常診療でも遭遇する機会が多い．超音波検査を初診時より施行して，筋損傷の局在と範囲を正確に把握しておく．治療の際には，超音波検査を定期的に行い，本損傷の治癒状態と治療の効果を把握していくことが重要である．それらの客観的評価によって，治療をすすめ，スポーツ復帰を決定することによって，再損傷を抑制することが可能となる．

（橋本健史）

参考文献

1) Dorland I：Dorland's illustrated medical dictionary 28th W.B. Saunders Co. Philadelphia, 1994.
2) Askling CM, et al.：High-speed running type or stretching-type of hamstring injuries makes a difference to treatment and prognosis. Br J Sports Med, 46：86-87, 2012.
3) 奥脇　透：大腿部の外傷（肉離れ，筋打撲傷）．臨床スポーツ医学, 33(9)：860-864, 2016.
4) Brukner P：Hamstring injuries: prevention and treatment- an update. Br J Sports Med, 49(19)：1214-1244, 2015.
5) Brotzman SB, Kevin EW 編集（木村彰男ら監訳）：リハビリテーションプロトコール　整形外科疾患へのアプローチ第2版．メディカル・サイエンス・インターナショナル, 2010.
6) van der Horst N, et al.：The preventive effect of the Nordic hamstring exercise on hamstring injuries in amateur soccer players: study protocol for a randomized controlled trial. Inj Prev, 20：e8, 2014.
7) Sherry MA, et al.：A comparison of 2 rehabilitation programs in the treatment of acute hamstring strains. J Orthop Sports Phys Ther, 34：116-125, 2004.
8) Petersen J, et al.：The diagnostic and prognostic value of ultrasonography in soccer players with acute hamstring injuries. Am J Sports Med, 42(2)：399-404, 2014.

膝関節

⑱ 軟骨・半月板損傷

 ## 解 剖

　膝関節は，大腿骨・脛骨で構成される大腿脛骨関節と大腿骨・膝蓋骨から構成される大腿膝蓋関節からなり，大腿脛骨関節は内側コンパートメントと外側コンパートメントに分けられる．各関節の接触面は硝子軟骨で被われ，大腿脛骨関節の内側コンパートメント，外側コンパートメントにはそれぞれ線維軟骨からなる内側半月板と外側半月板があり，関節荷重分散・衝撃吸収能と関節制動能に寄与している[1]．大腿膝蓋関節軟骨には大腿骨滑車部，膝蓋骨軟骨があり，膝の屈伸運動の際に膝蓋骨が滑車部を滑走することで大腿から下腿へと筋力の介達をしている（図1）．

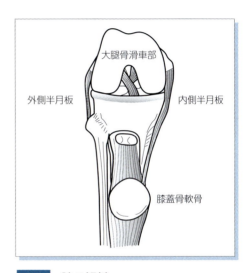

図1　膝の解剖

 ## 病 因

　スポーツ領域における膝関節軟骨損傷の主な要因は，急激な関節運動に伴う瞬間的な軟骨へのストレスや圧負荷によるもの，半月板損傷や靱帯損傷などに続発する軟骨表面の摩耗が挙げられる．または，関節内血腫や関節炎による炎症性サイトカインが軟骨破壊を加速させると考えられる[2]．半月板損傷の病因としては，10〜20歳代でスポーツ時の強い外力による損傷が多く，30歳代以上では明らかな外傷がない半月板変性などによる損傷が多くなってくると考えられている．また男性の方が女性より4倍の損傷リスクがあると報告されている．特にサッカーやスキーでの頻度が高い．また，テニスやジョギングでは内側半月板損傷のリスクが大きく，体操やダンスでは外側半月板損傷が多い[3]．

診 断

問　診：受傷起点の有無，競技種目，自覚症状，疼痛部位を確認する．

視　診：膝関節の腫脹．

触　診：関節の腫脹を触診で確認する．膝全周で丹念に圧痛部がないか確認する．また，関節裂隙に手をあて屈伸運動での疼痛誘発やクリック，軋音を確認する．

徒手検査：屈伸運動にてインピンジメントによる可動域制限の有無や軋音，疼痛の出現を確認する．McMurray test や Apley test（p.237 参照）にて疼痛の誘発があれば半月板損傷を疑う．

単純 X 線検査：膝関節の正面像，側面像，膝蓋骨軸写像，軟骨損傷を疑う場合はローゼンバルグ撮影法も追加する．膝の変形性変化や遊離骨軟骨片などを確認する．

MRI 検査：軟骨障害の場合は早期では病変部の T1 低信号，T2 高信号化を読影できる，または遊離している場合は軟骨欠損を読影できる（図 2）．半月板では断裂部や変性部のプロトン強調像や T2 強調像で高信号化を読影できる（図 3）．

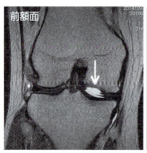
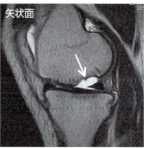

図2　大腿骨軟骨欠損の MRI 像

30 歳代女性．膝関節前額面と矢状面の T2 強調画像．
大腿骨内顆に軟骨欠損像（↓）を認める．

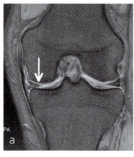
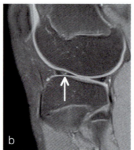

図3　半月板損傷の MRI 像

a：18 歳男性．膝関節矢状面 T2 強調像．外側半月板前節の縦断裂（↓）を認める．
b：50 歳男性．膝関節前額面 T2 強調像．内側半月板中節の水平断裂（↑）を認める．

プローブのあてかた

　関節軟骨の観察にはまず膝関節は屈曲位とし（図4），触診にて大腿骨顆部と膝蓋骨を皮膚上から確認する．膝蓋骨より近位部にプローブをあてると大腿骨内顆軟骨の前方～立位荷重部，大腿骨滑車部軟骨が低エコー帯として観察できる（図5）．大腿骨軟骨は曲面であるので，プローブの向きを軟骨曲面に対して垂直にあてるように意識することが大切であるが，その際プローブが滑りやすいためプローブを把持している手の小指，環指や手掌部を患者体表に固定し滑らないようにすることがポイントである（図4）．

　半月板の観察では，膝関節は中間位または伸展位として内・外側大腿脛骨関節裂隙に長軸方向にプローブをあてる（図6）と半月板の断面像が高エコー帯として確認できる（図7）．半月板も三日月状に弯曲しているので，その弯曲を意識してプローブを半月板に常に垂直にあてるように意識することがポイントとなる（図6）．

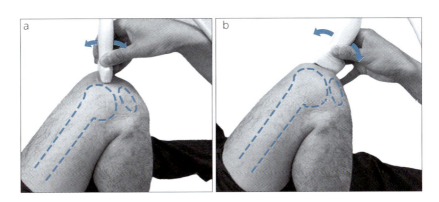

図4　大腿骨軟骨観察時の肢位とプローブのあてかた
軟骨曲面に対し垂直にエコーが照射されるように注意する．
a：大腿骨滑車部軟骨にプローブをあてている様子．
　大腿骨に対し短軸方向にプローブをあてる（点線は大腿・骨膝蓋骨のイメージ）．
b：大腿骨内顆軟骨にプローブをあてている様子．
　大腿骨に対し長軸方向にプローブをあてる（点線は大腿・骨膝蓋骨のイメージ）．

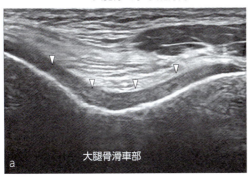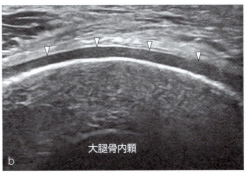

図5　大腿骨軟骨像（大腿骨内顆，滑車部）
a：大腿骨滑車部の正常像（▽のさす低エコー帯が軟骨層）．
b：大腿骨内顆荷重部の正常像（▽のさす低エコー帯が軟骨層）．

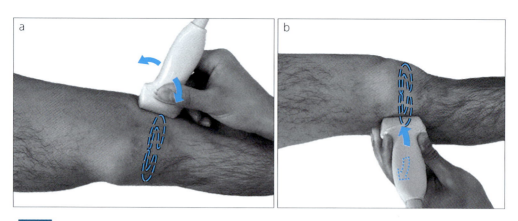

図6 半月板観察時の肢位とプローブのあてかた（内側半月板，外側半月板）
関節裂隙に対し垂直方向にプローブをあて観察する．半月板の断面に対し，平行に超音波が照射されるように注意する（点線は半月板のイメージ）．

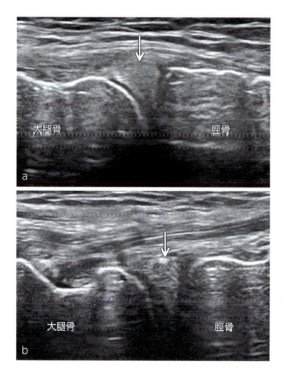

図7 正常半月板の断面像
（内側半月板，外側半月板）
a：内側半月板中節部の断面像（↓）．
b：外側半月板中節部の断面像（↓）．

超音波診断

Key Word 「軟骨層の欠損・摩耗」，「半月板内の低エコー帯」

　関節軟骨のエコーによる観察は限定的で主に大腿骨滑車部と大腿内側軟骨の観察は可能であるが，大腿骨外側部と膝蓋軟骨，脛骨高原軟骨の観察は解剖上困難である．関節

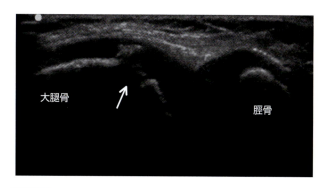

図8 膝関節離断性骨軟骨炎の超音波画像
12歳男児．膝関節内側裂隙の長軸像．
大腿骨内顆軟骨下骨の連続性に不整像を認める(↗)．

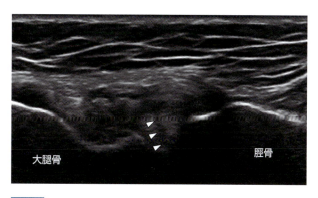

図9 半月板損傷の超音波画像
40歳男性．内側半月板中後節の水平断裂像．
半月板内部の帯状の低エコー帯として断裂部が観察される(△)．

　軟骨損傷では大腿骨軟骨の低エコー帯の厚みの減少や軟骨下骨の露出，骨棘の形成などが認められる．また，軟骨下骨の線状高エコー帯の不整像の有無や軟骨の遊離や欠損を認める（図8）．

　半月板損傷は，関節裂隙に認められる高エコー帯の半月板内に線状の低エコーとして断裂を確認することができる（図9）．超音波による診断精度は感度86〜88％，特異度69〜85％[4,5]などの報告があり，中程度の診断精度と考えられる[6]．しかし，横断裂の診断精度はさらに落ち，超音波のほかにMRIなどの併用による診断が現状では望ましい．

治療

スポーツ領域において半月板損傷と診断された場合，まず損傷部位のインピンジメントによる可動域制限がある場合は早期のインピンジメント解除と鏡視下半月板縫合または切除を要する場合が多い．インピンジメントを伴わない半月板損傷では，損傷形態や疼痛の程度により治療方針は異なるが，半月板損傷による膝関節痛を有する場合はまずは運動制限とヒアルロン酸注射，リハビリテーションなどで保存治療を行う．保存治療が奏功しない場合は鏡視下半月板縫合または切除術を行うが，近年の傾向では半月板の関節荷重分散機能維持の重要性を考慮して可能な限り半月板縫合を行う．または可能な限り最小限の部分切除にとどめることが望ましい．

関節軟骨損傷の治療法は損傷形態により多岐にわたる．急性の軟骨損傷で軟骨片が遊離している場合などは，外科的な治療として骨軟骨片の固定や自家軟骨移植，培養軟骨移植，マイクロフラクチャーなどが選択される．それ以外では保存治療が第一に選択される場合が多い．患肢荷重制限や活動制限，内服治療，関節内注射，リハビリテーション，インソール，膝装具などによる保存治療で改善を図るが，保存療法の奏功しない場合は，前述の手術療法に加えて骨切り術や人工関節置換術を損傷形態に応じて考慮する．

スポーツ復帰の判断

保存治療の場合，リハビリテーションを行い膝周囲筋の強化，下肢アライメントの再教育を行いつつスポーツ復帰は疼痛の程度によって段階的に許可される．

軟骨損傷，半月板損傷に対する手術を行った場合は，術式や損傷形態によりスポーツ復帰の判断は多岐にわたるため本項での詳細説明は割愛するが，いずれも十分な膝周囲筋力と股関節膝関節の柔軟性の獲得と各競技特有のアジリティーが備わっていることが重要となる．

〔新庄琢磨〕

参考文献

1) 遠山晴一：半月板損傷におけるバイオメカニクス．臨床スポーツ医学, 31(12)：1120-1124, 2014.
2) Pettipher ER, et al.：Interleukin 1 induces leukocyte infiltration and cartilage proteoglycan degradation in the synovial joint. Proc Natl Acad Sci, 83(22)：8749-8753, 1986.
3) Drosos GI, et al.：The causes and mechanisms of meniscal injuries in the sporting and non-sporting environ-ment in an unselected population. Knee, 11(2)：143-149, 2004.
4) Shetty AA, et al.：Accuracy of hand-held ultrasound scanning in detecting meniscal tears. J Bone Joint Surg Br, 90(8)：1045-1048, 2008.
5) 赤津頼一, 他：高性能超音波検査装置による膝半月板損傷の診断精度．日本整形外科学会雑誌, 88(3)：S866, 2014.
6) 藤原憲太：運動器疾患の超音波診断　半月板損傷. Journal of Clinical Rehabilitation, 24(1)：66-71, 2015.

膝関節

19 腱付着部症①（ジャンパー膝, Osgood-Schlatter病）

解 剖

　ジャンパー膝やOsgood-Schlatter（オスグッド・シュラッター）病は膝伸展機構のoveruse syndromeとして考えられる．膝伸展機構とは大腿四頭筋－大腿四頭筋腱－膝蓋骨－膝蓋腱－脛骨粗面よりなり，大腿四頭筋の膝伸展出力を膝蓋骨が介達して下腿に伝える一連の機構のことである．大腿四頭筋腱は3層構造を呈しており，浅層は大腿直筋，中間層は内側広筋・外側広筋，下層は中間広筋より移行した腱成分が膝蓋骨に付着する．膝蓋骨前面から[1] 膝蓋骨下縁より幅約3 cmにわたり膝蓋腱が始まり，長さ約5～6 cm，厚さ4～5 mmほど[2] の腱実質部を経て脛骨粗面部に付着する（図1）．膝蓋腱の深層には膝蓋下脂肪体(Hoffa脂肪体)と脛骨粗面付着部近傍に膝蓋腱下滑液包があり，これらの伸展機構の潤滑な動きに寄与しているものと考えられる．また，脛骨粗面部の膝蓋腱付着部は発育期までは骨端軟骨板が存在し，二次骨化中心の出現とともに徐々に骨化が進んでいく．

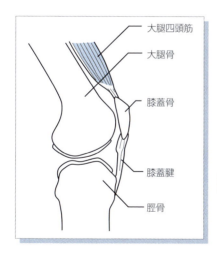

図1　膝伸展機構の模式図
大腿四頭筋の収縮力は膝蓋骨が膝蓋大腿関節を滑走し，膝蓋腱に伝えられ脛骨粗面まで効率よく介達されることで膝関節が伸展される．

病 因

　ジャンパー膝やOsgood-Schlatter病の病因は，前述のように膝伸展機構のoveruse syndromeとして考えられ，これら膝伸展機構の傷害は主に大腿四頭筋の柔軟性低下や

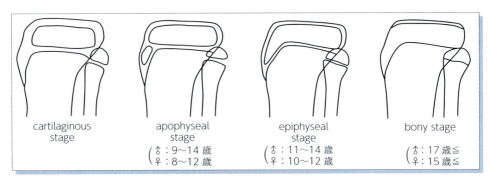

図2 Ehrenborg らの脛骨粗面の骨化過程分類

成長期における脛骨粗面の発育過程を4ステージに分類している.
(Ehrenborg G, et al.：Acta Chir Scand. 121：315-327, 1961)

筋力低下がそのリスクファクターと考えられている.

ジャンパー膝は膝伸展機構にかかる繰り返しの過度の牽引力により，大腿四頭筋腱や膝蓋腱の付着部または腱実質部の微小損傷が生じて発症すると考えられ，好発年齢は10〜20歳代で特に男性に多い．ジャンプなどの瞬発的動作の多いバレーボールやバスケットボールなどで比較的多く認められる．

Osgood-Schlatter病の発症には脛骨粗面部の発育過程が大きく関係している．脛骨粗面部の発育過程は，Ehrenborgらのステージ分類[3]を用いると8〜9歳以前はcartilaginous stage（二次骨化中心の出現前），8〜14歳頃はapophyseal stage（舌状部に二次骨化中心が出現する時期），10〜14歳頃はepiphyseal stage（二次骨化中心が脛骨骨端部と癒合しているが，脛骨結節の表層は軟骨で被われている），15〜17歳以上でbony stage（骨端線閉鎖）と分けられる（図2）．それらのうち，Osgood-Schlatter病は，脛骨粗面の骨端軟骨板が力学的に脆弱になるapophyseal stageにおいて膝蓋腱の過度の牽引力により骨端軟骨板または二次骨化中心の損傷や剥離，周辺組織の炎症により発症すると考えられる[4]．

 診　断

問　診：正確な疼痛部位とスポーツ歴や競技種目，活動頻度，外傷の有無を確認する．また，発症時期や疼痛のタイミングも確認しておくことが重要である．初期はスポーツ後の痛みであるが，次第にジャンプやランニングで痛みを伴う．さらに増悪すると歩行や階段昇降でも痛みを伴うことがある[5]．Osgood-Schlatter病では成長期の障害であるため患者の年齢をしっかり把握しておく必要もある．

視　診：疼痛部の腫脹や発赤がないかを確認する．大腿四頭筋の萎縮がないかを左右差で比較する．Osgood-Schlatter病では病期の進行とともに脛骨粗面部が突出してくるの

19．腱付着部症①（ジャンパー膝，Osgood-Schlatter 病）

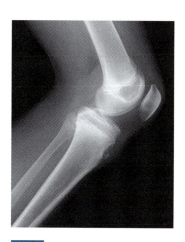

図3　単純X線画像
（Osgood-Schlatter 病）
13歳男児．Osgood-Schlatter 病．
脛骨粗面部の分離像を認める．

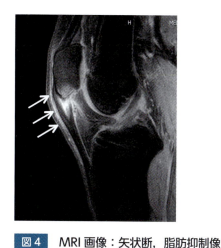

図4　MRI 画像：矢状断，脂肪抑制像
（ジャンパー膝）
膝前面部痛を伴う20代男性．
図の矢印部に膝蓋骨と膝蓋腱付着部の肥厚と
高信号変化が認められる．

で脛骨粗面部の形状も確認しておく必要がある．

触　診：膝関節屈曲位・伸展位で膝蓋骨周囲，膝蓋腱，脛骨粗面部で丹念に圧痛点を確認する．活動性の炎症を有する場合，触診による圧痛が強く出ることもあるので愛護的に行うことが大切である．また，その際に皮膚の熱感の有無も確認する．

単純X線検査：膝関節正面，側面，膝蓋骨軸写像を撮影する．通常側面像にてジャンパー膝では膝蓋腱の膝蓋骨起始部の異所性骨化や石灰化，Osgood-Schlatter 病では病期に応じて脛骨粗面付着部の透亮像や分離・分節像，遊離体を確認できる（図3）．

CT 検査：腱実質の評価は困難であるが，腱付着部の骨の不整や脛骨粗面の骨片遊離などを読影できる．

MRI 検査：腱付着部での腱実質の高信号化を読影できる（図4）．

プローブのあてかた

　ジャンパー膝の観察では，膝蓋骨長軸方向にプローブをあて膝蓋骨に対し垂直にプローブを維持したままプローブを近位遠位方向にスライドさせると，膝蓋骨近位部で四頭筋腱付着部，膝蓋骨遠位部で膝蓋腱起始部を確認する（図5）．
　場合により腱付着部でプローブを長軸方向から90°回転させ，腱付着部の横断像を確

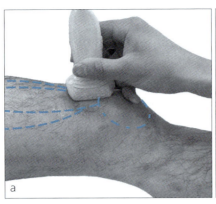
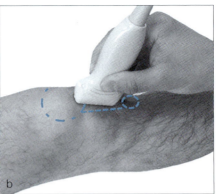

図5 プローブのあてかた（ジャンパー膝）
a：四頭筋腱付着部にプローブをあてている様子．
b：膝蓋腱起始部にプローブをあてている様子．

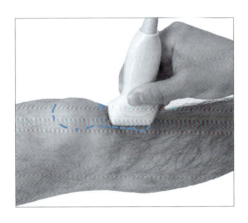

図6 プローブのあてかた（Osgood-Schlatter 病）
脛骨粗面部膝蓋腱付着部にプローブをあてている様子．

認する．Osgood-Schlatter 病の観察では，脛骨粗面部で長軸方向に垂直にプローブをあてると膝蓋腱付着部，膝蓋下脂肪体，脛骨結節の軟骨，骨端線を観察できる（図6）．

超音波診断

Key Word 「腱の肥厚とドプラシグナル」

　ジャンパー膝での超音波所見は，軽度のものでは腱実質の所見は乏しいが，四頭筋腱付着部や膝蓋腱起始部周辺での炎症による血管新生を反映したドプラシグナルを確認できる．経過が長いものになると次第に腱実質の肥厚や fibrillar pattern の消失がみられ，腱近位深層に低エコー像が出現する[6]．また低エコー帯に一致してドプラシグナルを認める場合が多い．さらに腱付着部骨表面の不整像，付着部骨棘や腱実質内の石灰化なども病期の進行とともに認められる場合がある（図7）．

　Osgood-Schlatter 病での超音波所見は，膝蓋下脂肪体や骨端軟骨板での炎症による血

19．腱付着部症① (ジャンパー膝，Osgood-Schlatter 病)

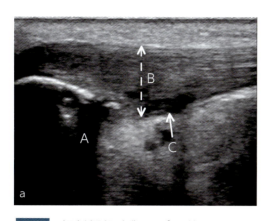
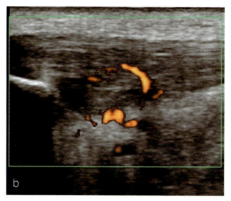

図7　超音波所見（ジャンパー膝）
20代男性．膝蓋腱の膝蓋骨付着部長軸像を描出．
a：腱付着部に一部不整像(A)を呈し，腱実質の肥厚(B)と腱深部の低エコー帯(C)が認められる．
b：ドプラにて腱実質低エコー帯と膝蓋下脂肪体に異常血流を認める．

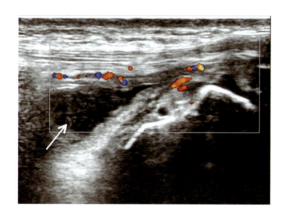

図8　超音波所見（Osgood-Schlatter 病の炎症像）
13歳男児．膝蓋腱から脛骨粗面長軸像を描出．膝蓋腱周囲に異常血流を呈し，膝蓋下脂肪体に滑液包水腫(↗)を認める．

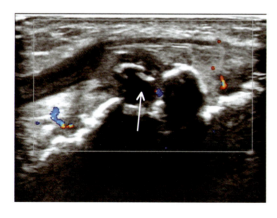

図9　超音波所見（Osgood-Schlatter 病の剥離分節像）
13歳男児．脛骨粗面部長軸像を描出．apophyseal stage の脛骨粗面部は不整像を呈し，分離(↑)を伴う．

管新生を反映したドプラシグナルや膝蓋下滑液包水腫による低エコー像を認める（図8）．また，膝蓋腱付着部の脛骨粗面の不整像を認める．表面不整像は負荷が続くと分離が進み次第に膨隆を認め，やがて剥離や分節像を認める（図9）．

治 療

　ジャンパー膝，Osgood-Schlatter病いずれもまずは保存治療が行われる．疼痛や局所所見の進行程度に応じて異なるが，膝伸展機構の負荷を軽減することが原則である．疼痛のない範囲でのスポーツ活動に制限し，スポーツや日常生活で疼痛を伴う場合はスポーツ活動を控える．同時に有訴者では大腿四頭筋柔軟性が低下している場合が多く，リハビリテーションにて大腿四頭筋のストレッチングを行い膝伸展機構の柔軟性を獲得することが重要である．慢性疼痛を有する患者では大腿四頭筋などの膝周囲筋力の低下も認められるため，筋力強化も必要となる．また，局所のアイシングや消炎鎮痛剤の使用，剥離や分節のみられるOsgood-Schlatter病ではバンドを補助的に使用する．腱の変性や骨棘形成，脛骨粗面の遊離骨片などを有し，保存療法に対し難治性の場合は手術療法が考慮される（図10）．

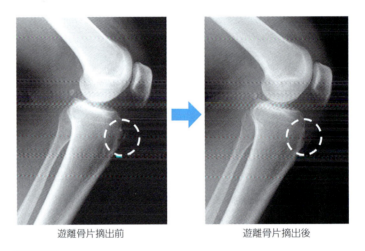

遊離骨片摘出前　　　　　　遊離骨片摘出後

図10　単純X線画像
24歳男性．Osgood-Schlatter病後の遊離骨片に伴う脛骨粗面部痛を認め，骨片摘出術が行われた．

スポーツ復帰の判断

　膝伸展機構の傷害に対するスポーツ復帰は，疼痛や局所所見の程度により異なるが，2～4週ごとにエコーで局所のドプラシグナルや滑液包水腫などの所見が改善されていくことを確認しつつ，粗面部の遊離や分離が進行しないように注視し，運動による疼痛が出ない範囲で活動レベルを徐々に上げていく．

　中瀬らはOsgood-Schlatter病では深膝蓋下滑液包水腫，膝蓋腱周囲の血管新生，分

19. 腱付着部症① (ジャンパー膝, Osgood-Schlatter 病)

離部の血管新生の3所見すべてを認める場合に疼痛が強くなる可能性を示唆しており[7]，これらの局所所見の改善がポイントとなる可能性が示唆される．

さらに，膝伸展機構の柔軟性の獲得と筋力の補強がしっかりなされていることが重要で，これらを確認し最終的な競技復帰を許可する．

(新庄琢磨)

参考文献

1) Basso O, et al.：The anatomy of the patellar tendon. Knee Surg Sports Traumatol Arthrosc, 9(1)：2-5, 2001.
2) Carr JC, et al.：Sonography of the patellar tendon and adjacent structures in pediatric and adult patients. AJR Am J Roentgenol, 176(6)：1535-1539, 2001.
3) Ehrenborg G, et al.：Roentgenologic changes in the Osgood-Schlatter lesion. Acta Chir Scand, 121：315-327, 1961.
4) Flowers MJ, et al.：Tibial tuberosity excision for symptomatic Osgood-Schlatter disease. J Pediatr Orthop, 15(3)：292-297, 1995.
5) Roels J, et al.：Patellar tendinitis (jumper's knee). Am J Sports Med, 6(6)：362-368, 1978.
6) Terslev L, et al.：Ultrasound and Power Doppler findings in jumper's knee-preliminary observations. Eur J Ultrasound, 13(3)：183-189, 2001.
7) 中瀬順介, 他：オスグッド・シュラッター病の超音波所見と疼痛の関連性. 日本整形外科超音波学会会誌, 26(1)：60-63, 2015.

20 腱付着部症② (腸脛靱帯炎, 鵞足炎)

膝関節周囲にはさまざまな筋・腱・靱帯付着部が存在するが，本項ではそれらのうちスポーツ活動時に障害を起こしやすい膝関節外側部の腸脛靱帯と膝関節内側部の鵞足部に焦点を当てて解説する．

解 剖

腸脛靱帯は大腿筋膜張筋と大殿筋から始まり，大腿骨外側皮下を走行し，膝屈曲30°以上では大腿骨外側顆部後方を通り，膝伸展位では大腿骨外側顆部の前方を通って脛骨Gerdy結節部に停止する[1]（図1）．また，鵞足部には半腱様筋腱，薄筋腱と縫工筋腱の共同腱が付着しており，膝の屈曲に作用する．脛骨粗面内側部に付着し，深層に内側側副靱帯浅層があり，それを被うように近位から薄筋腱，半腱様筋腱が順に付着しており，さらにそのやや近位浅層に縫工筋が一部被うように付着している[2]（図2）．

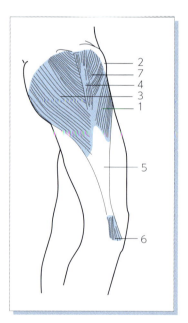
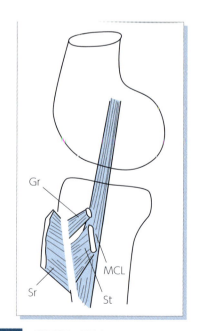

図1 腸脛靱帯の解剖
1：大腿筋膜張筋，2：腸骨稜，3：大殿筋，4・5：腸脛靱帯，6：Gerdy結節，7：中殿筋
（村田淳ら：Journal of Clinical Rehabilitation, 2005 より改変）

図2 鵞足部の解剖
Gr：薄筋腱，St：半腱様筋腱，Sr：縫工筋腱，
MCL：内側側副靱帯浅層
（Segal P, et al.：The knee, 1983 より改変）

病因

腸脛靱帯炎の主な要因は、膝関節の屈伸運動により大腿骨外側上顆前方にある腸脛靱帯が外側上顆に乗り上げ、摩擦により炎症が誘発されると考えられている．腸脛靱帯の緊張が大きくなるような下肢の内反アライメントや股関節外転筋力の弱さ、腸脛靱帯のタイトネス、脚長差[3]などが要因となる．

鵞足炎の主な要因は、蹴り出しやキック、切り替えし動作などでハムストリングに過度な牽引力が繰り返し生じると付着部や腱周囲滑液包で炎症が誘発されると考えられている．急な運動開始や練習量増加、外反・外旋動作[4]に加え、下肢の外反アライメントや回内足、ハムストリングのタイトネスなどが要因となる．

腸脛靱帯炎、鵞足炎ともにランナーに比較的多いオーバーユースシンドロームであり、靴選びやアスファルトなどの硬い地面の走行、重心が片寄る坂道走行や過度のストライドなども環境要因として影響する．

診断

問診：疼痛の発生状況、自覚症状、疼痛部位、競技種目などを確認する．

視診：視診では粗大な所見は認められないことも多いが、局所の軽度腫脹や脚長差、下肢のアライメントを確認する．

触診：膝周囲の圧痛点を注意深く確認する．腸脛靱帯炎では大腿骨外側上顆周囲の圧痛点を認め、鵞足炎では膝内側関節裂隙より遠位で圧痛点を確認できる（図3）．関節裂隙で疼痛を有する半月板損傷との鑑別において正確な触診が重要となる．

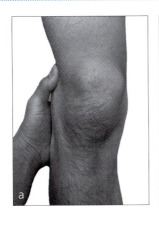
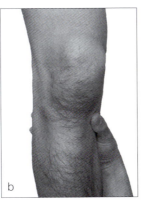

図3 腸脛靱帯炎、鵞足炎の圧痛点

a：腸脛靱帯炎の圧痛点は外側関節裂隙よりやや近位の大腿骨外側上顆部にある．
b：鵞足炎の圧痛点は内側関節裂隙よりやや遠位の脛骨近位内側部にある．

徒手検査：腸脛靱帯炎では大腿骨外側上顆部を圧迫しながら膝屈伸運動を行う grasping test で疼痛の有無を確認する．また，ober test で大腿筋膜張筋から腸脛靱帯のタイトネスを評価できる．鵞足炎では膝関節外反かつ下腿外旋運動で疼痛が誘発される．

単純 X 線検査：膝関節の正面像，側面像を確認する．下肢のアライメントチェック（内反膝，外反膝）や骨の形態的異常がないか確認する．腸脛靱帯炎の場合は大腿骨外側上顆の過形成を認める場合もある．また鵞足炎の場合は鵞足部の骨軟骨腫の形成などを認めることもある．

MRI 検査：脂肪抑制 T2 強調像や脂肪抑制プロトン強調像で腸脛靱帯や鵞足部周囲の高信号化した浮腫性変化が限局して認められる．鵞足炎では，鵞足深層の滑液包に液体貯留を認めることもある[5]．

プローブのあてかた

腸脛靱帯の観察は膝関節伸展位で大腿骨外側上顆から Gerdy 結節へ向けてプローブをあてると長軸像を確認でき，外側上顆直上に腸脛靱帯の fibrillar pattern を認める（図4）．短軸像では靱帯の扁平な横断面を確認できる．

鵞足部の観察は超音波では脛骨長軸方向にプローブをあてると脛骨上に腱付着部の横断像が確認でき（図5），筋腱の線維方向にプローブをあてると長軸像が確認できる（図6）．

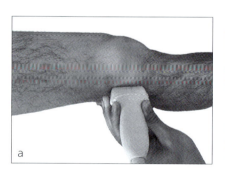
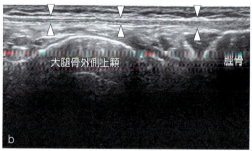

図4　腸脛靱帯観察時のプローブのあてかたと超音波画像
a：大腿骨外側上顆部で Gerdy 結節へ向けてプローブをあてている様子．
b：大腿骨外側上顆直上に腸脛靱帯の fibrillar pattern を認める（▽）．

20．腱付着部症②（腸脛靱帯炎，鵞足炎）

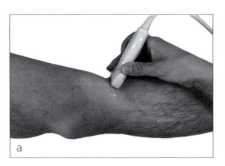
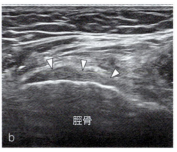

図5 鵞足横断像観察時のプローブのあてかたと超音波画像
a：膝関節後内側で鵞足横断方向にプローブをあてている様子．
b：薄筋と半腱様筋の脛骨付着部の横断像(▽)が確認できる．

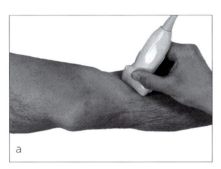
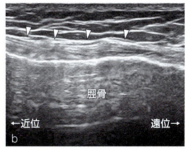

図6 鵞足長軸像観察時のプローブのあてかたと超音波画像
a：鵞足部長軸方向にプローブをあてている様子．
b：鵞足の脛骨付着部の長軸像(▽)が確認できる．

超音波診断

Key Word 「腱の浮腫性変化と異常血流」

　腸脛靱帯炎・鵞足炎の診断においては，単純X線検査やMRI検査による所見よりも超音波による観察が診断に有効となることも多い．腸脛靱帯炎の超音波診断は，長軸像で腸脛靱帯を描出すると大腿骨外側顆の高さで靱帯の肥厚や浮腫性変化，炎症を反映した周囲の異常血流の増加などの所見を認める（図7）．鵞足炎の超音波診断では脛骨内側の鵞足部長軸方向に超音波をあてると腱の浮腫性変化や炎症による異常血流の増加（図8），腱周囲滑液包の水腫などが認められる．腸脛靱帯炎や鵞足炎は，半月板損傷や変形性関節症などの膝関節内症状としばしば混同されることもあるので，超音波所見と疼痛部の一致を確認することでより正確な診断が可能となる．

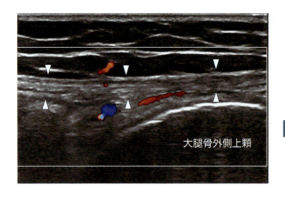

図7 腸脛靱帯炎の超音波画像

30歳男性．大腿骨外側上顆部の長軸像．腸脛靱帯（△）の浮腫性変化とカラードプラで周囲の異常血流増加を認める．

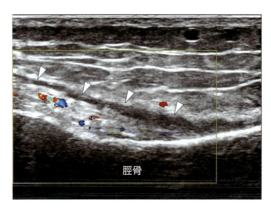

図8 鵞足炎の超音波画像

42歳女性．鵞足部の長軸像．腱付着部の浮腫性変化（▽）とカラードプラで腱実質の異常血流の増加を認める．

治 療

　腸脛靱帯炎，鵞足炎ともに炎症性疼痛であるので，局所の安静やアイシング，消炎鎮痛剤の使用による対処療法で症状の改善が見込めるが，症状が強い場合は靱帯または腱の炎症部にステロイドやヒアルロン酸，麻酔薬の注射が効果的な場合もある．特に注射を行う場合は超音波ガイド下に行うことで正確に炎症部や滑液包などに薬液を注入することができ，より確実な効果が期待できる（図9）．ただし，ステロイドの頻回の使用は靱帯・腱を脆弱にするので慎重に行うべきである．

　同時にリハビリテーションが重要となる．炎症の要因となる靱帯，腱のタイトネスを改善するために腸脛靱帯またはハムストリング腱のストレッチング，回内足や下肢アライメントの調整にインソールを使用することなどで身体的要因を改善するとともに，スポーツ時のフォームやストライド，運動シューズや路面環境などの調整で環境要因の改善をはかる．また，腸脛靱帯炎ではまれに難治性の症例に対し腸脛靱帯の切開や延長などの外科的処置が行われる場合もある．

20. 腱付着部症② (腸脛靱帯炎, 鵞足炎)

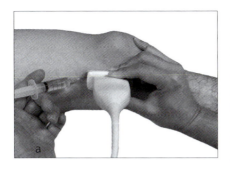
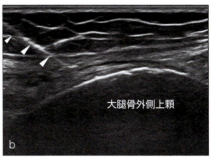
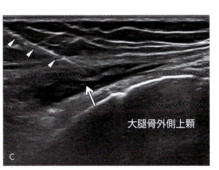

図9 超音波ガイド下の腸脛靱帯部注射
a：腸脛靱帯炎に対し超音波ガイド下 (平行法) に注射を行っている様子．
b：ガイド下に腸脛靱帯直下の炎症部に針を刺入している (△：針)．
c：腸脛靱帯直下に薬液が注入されている (△：針，↑：薬液)．

スポーツ復帰の判断

　腸脛靱帯炎や鵞足炎は重篤な症状を呈することは少なく安静により症状が軽快するが，急激なスポーツ復帰は再発を繰り返すことも多い[6]．慢性化するとスポーツ復帰へは長時間を要することもあり，リハビリテーションによる身体的要因の改善と靴や運動環境，フォームなどの環境的要因の改善をはかりつつ，局所所見を観察しながら段階的に復帰していくことが望ましい．特に局所の改善具合の判断は超音波所見の継時的変化を観察していくことで客観的評価が可能と考えられる．

（新庄琢磨）

参考文献

1) Renne JW: The iliotibial band friction syndrome. J Bone Joint Surg Am, 57(8): 1110-1111, 1975.
2) Segal P, et al.: The knee. Wolfe Medical Atlases, Carruthers GB ed, Wolfe Medical Publications Ltd, pp 21, 28-30, 1983.
3) 史野根生: スポーツ膝の臨床　第2版. 5-14, 金原出版, 2014.
4) 坂西英夫: 鵞足炎. スポーツ外傷学IV 下肢, 234-235, 医歯薬出版, 2001.
5) 新津　守: Magnetic Resonance Imaging of the knee 膝MRI 第2版. p 91, 211, 医学書院, 2009.
6) O'Donoghue DH: Treatment of injuries to athletes, 4th Ed, pp 470-471, WB Saunders Company, 1984.

膝関節

 # 肉 離 れ

解 剖

　肉離れは，下肢の二関節筋において発生頻度が高い．ハムストリングス（特に大腿二頭筋長頭や半膜様筋），下腿三頭筋（特に腓腹筋内側頭），大腿四頭筋（特に大腿直筋）の順に頻度が高いとされている[1]．

　骨格筋は筋線維からなり，いくつかの筋線維を筋内膜が囲み筋束となり，筋束を筋周膜が結び付け，筋外膜が筋全体を取り囲む（図1）．

　骨格筋には紡錘状筋と羽状筋とがある．紡錘状筋は筋線維が全長にわたり平行に走行する．そのため筋の短縮距離が大きくなるが，腱に向かって収束する筋束の数が限られるため収縮力は小さいという特徴がある．一方，羽状筋は筋収縮の方向に対して斜めに筋束が配列するため，筋の収縮軸に多くの筋線維が付着するため筋収縮力が大きくなり，筋の短縮距離が短いという特徴を持つ（図2）．

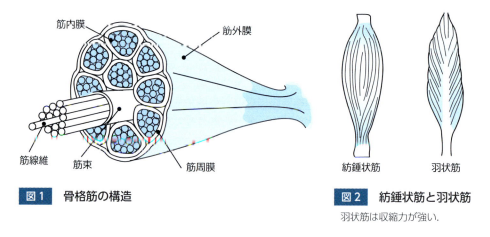

図1 骨格筋の構造

図2 紡錘状筋と羽状筋
羽状筋は収縮力が強い．

病 因

　肉離れは自らの筋力または介達外力で生じるものであり，直達外力で生じる筋挫傷とは区別される．肉離れを起こす筋の多くは羽状筋である．筋線維に遠心性収縮つまり筋収縮と伸展が同時に生じ，筋線維の引っ張り強度以上の外力が筋線維に加わることにより，筋腱移行部を中心に筋線維の伸張断裂・筋肉の部分断裂が起きる．

診　断

受傷機転や症状から診断は比較的容易である.

問　診：受傷時の姿勢や動作が大きく影響するため，受傷機転を詳細に確認する.

視　診：損傷部位の陥凹や皮下出血の広がりを認める場合もある.

触　診：受傷した筋の圧痛や陥凹を確認する.

画像検査：超音波検査と MRI が有用である．MRI は検査範囲が広く，深部描出が可能である．健側を同時撮影し比較することで，微細な病変をみつけることができる[2].
T2 強調像が出血部による影響を受けにくく腱膜の損傷状況が把握しやすいとされている.
奥脇らは，MRI 所見によって肉離れを 3 つの型に分類している[3].
▶ Ⅰ型：出血所見のみが認められる.
▶ Ⅱ型：筋腱移行部，特に腱膜の損傷．いわゆる肉離れの典型.
▶ Ⅲ型：腱性部の断裂や腱付着部での引き抜き損傷.

腱膜の損傷距離が長いほど治療期間が有意に長くなるといわれている[4]．ストレッチ痛は腱膜の損傷を表し，ストレッチ痛が明らかなものはⅡ型以上を疑う．画像による筋損傷の局在と疼痛自覚部位はずれていることがあり[5]，病変の見落としを避けるためにもⅡ型以上を疑った場合は可能な限り MRI を撮影する.

一方，超音波検査は，簡便で安価に検査が行えるなどの利点がある．また早期のスポーツ復帰を判断するために，繰り返し検査が行える点も大きな魅力である．動的評価が可能であるため，筋収縮時における断端部の状態の観察も可能である．損傷の全体像の把握や，深部損傷の評価には MRI に劣る[2].

プローブのあてかた

疼痛部位を中心にプローブをあてる．長軸・短軸の両方で観察を行う．損傷か判断に迷う場合は，健側と比較を行うとよい.

超音波診断

Key Word 「筋の走行と輝度変化」

　筋束が低エコー，筋周膜・筋膜が高エコーに描出される．肉離れでは，筋周膜の線状高エコー像の乱れや，腱や腱膜より剥がれ退縮している様子などが観察される．血腫は低エコー像を呈し，断裂部の筋束断端は高エコー像を呈する．

　超音波による肉離れの分類には，Peetrons による分類がある[6]．

▶ Grade 0：明らかな所見がないもの
▶ Grade Ⅰ：わずか（筋全体の 5% 以下）に筋損傷を認めるもの〈奥脇分類Ⅰ型〉（図3）
▶ Grade Ⅱ：部分断裂〈奥脇分類Ⅱ型〉（図4）
▶ Grade Ⅲ：完全断裂〈奥脇分類Ⅱまたは Ⅲ型〉

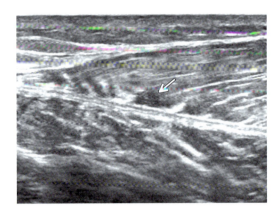

図3 腓腹筋内側頭の肉離れ（Grade Ⅰ）

筋束・筋周膜が腱膜付近で損傷している様子が確認できる(↙)．
損傷範囲は小さい．

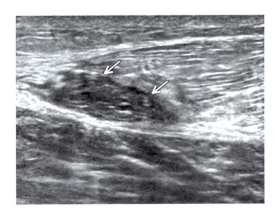

図4 腓腹筋内側頭の肉離れ（Grade Ⅱ）

筋腱移行部周囲で腱膜から筋束・筋周膜が剥離している(↙)．
剥がれた部分には血腫を認める．

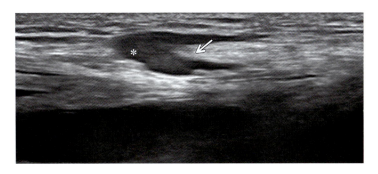

図5 内転筋の肉離れ（Grade Ⅲ）
筋は完全に断裂し，断端部（↙）は bell-clapper sign を認めている．
断端には血腫による無エコー領域が確認できる（*）．

▶ Grade Ⅰ（軽症）の場合，初期には血腫や組織の炎症性浮腫がびまん性に広がり，筋内に不明瞭な輝度変化が点在するのみで，超音波での診断が困難な場合もある[7]．
▶ Grade Ⅱ（中等症）では，筋周膜が腱膜や腱から断裂し血腫を伴う．
▶ Grade Ⅲ（重症）では，筋腱移行部や付着部での断裂などにみられる完全断裂で，他動運動によって断端が可動している様子が観察できる．

血腫内において，断裂し腫瘤にみえる筋腹が揺れ動くのが認められるものは，bell-clapper sign と呼ばれる（図5）．

検査のタイミングは受傷筋にもよるが，受傷後2〜48時間がよいとされている．受傷2時間以内は血腫形成の途中であり，48時間以降は血腫が広がるためといわれている[6]．

血腫は初期には低エコー像を示すが，肉芽組織に置換されていく過程で高エコー像を呈するようになる[8]．

 ## 治　療

治療期間の予想は超音波で損傷部位を推測し，奥脇らの分類に基づいて行う．超音波検査でⅠ型・Ⅱ型の大まかな判断は可能である．Ⅲ型が疑われる場合にはMRIを撮影する．

奥脇分類のⅠ型・Ⅱ型は保存療法を行う．受傷時の応急処置としてRICEを行う．診断がつけば，患部の安静を保つために，疼痛に応じ松葉杖歩行を支持し，荷重を制限する．日常生活がある程度可能になったら患部外のトレーニングから開始する．痛みを感じずにストレッチができるようであれば，本格的なリハビリテーションを開始させてもよい[9]．Ⅲ型は自然経過で局所的に治癒反応が起こっても，有意な筋力低下や機能障害が生じる場合がある．その場合は手術療法を検討する[3]．

スポーツ復帰の判断

▶奥脇分類Ⅰ型：自覚症状のなくなる1～2週間でスポーツ復帰が可能．
　筋機能はほとんど障害されず，血腫の大きさが復帰時期に影響する[10]．
▶奥脇分類Ⅱ型：平均6週（1～3ヵ月）．
　筋腱移行部の破綻により機能的な障害が生じ，損傷した筋腱移行部の修復状況が治癒期間に影響する．
▶奥脇分類Ⅲ型：数ヵ月を要する．

　スポーツ復帰の目安としては，可動域の完全回復，疼痛の消失（ストレッチ痛・圧痛・抵抗運動時痛），血腫の消失・損傷した腱膜の連続性を確認する[9]．数週間経過を観察すると，線維性瘢痕を高エコー像として認めることがある．画像所見が残っていても，症状がないことがあるため慎重に復帰時期を考える必要がある．MRIを定期的に撮影することは現実的に難しいため，腱膜の修復状況の確認には，超音波検査が有用である．また画像診断に頼るだけでなく，Asklingらが推奨しているスポーツ復帰の判定テストなども臨床やスポーツ現場でも用いるとよい[11]．

（伊藤恵梨，岩本　航）

参考文献

1) 武田　寧, 他：スポーツ損傷としての肉離れの疫学的調査. MB Orthop, 23(12)：1-10, 2010.
2) 土肥美智子：大腿筋挫傷・肉離れの画像評価. 臨床スポーツ医学, 31(4)：354-359, 2014.
3) 奥脇　透：トップアスリートにおける肉離れの実態. 日本臨床スポーツ医学会誌, 17(3)：497-505, 2009.
4) Askling CM, et al.：Acute first-time hamstring strains during high-speed running. A longitudinal study including clinical and magnetic resonance imaging findings. Am J Sports Med, 35(2)：197-206, 2007.
5) Cross TM, et al.：Acute Quadriceps Muscle Strains：Magnetic Resonance imaging Features and Prognosis. Am J Sports Med, 32(3)：710-719, 2004.
6) Peetrons P：Ultrasound of muscles. Eur Radiol, 12(1)：35-43, 2002.
7) 大内　洋, 他：超音波画像診療の実際　肉ばなれ. 臨床スポーツ医学, 28(9)：963-967, 2011.
8) 皆川洋至：超音波でわかる運動器疾患. 第1版, p15, 322, メジカルビュー社, 2010.
9) 奥脇　透：肉離れの治療（保存）. MB Orthop, 23(12)：51-58, 2010.
10) 山元勇樹, 他：大腿二頭筋長頭近位部の肉離れのMRI所見とスポーツ復帰時期について. 日本臨床スポーツ医学会誌, 19(3)：617-625, 2011.
11) Askling CM, et al.：A new hamstring test to complement the common clinical examination before return to sport after injury. Knee Surg Sports Traumatol Arthrosc, 18(12)：1798-1803, 2010.

膝関節

22 内側側副靱帯損傷

解　剖

　内側側副靱帯（medial collateral ligament：MCL）は大腿骨内側上顆から脛骨内側部に幅広く付着する約 10 cm の靱帯である．大腿骨内側上顆から脛骨前内側方向に延びる前縦走線維（浅層線維）とその後方関節包から脛骨前方に向かって線維を伸ばす後斜走線維があり，それらの深部で関節包の表層に位置する深層線維に分けられる（図 1）[1]．膝の外反安定性を制御しているのは主に浅層線維で外反に対する抑制力の約 60 〜 80％を占めている[2]．深層線維は関節裂隙で内側半月板と連続しており，その大腿骨側を半月大腿靱帯（MFL），脛骨側を半月脛骨靱帯（MTL）といい，内側半月板との連動または制動に寄与しているものと考えられる．

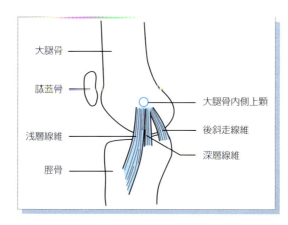

図 1　内側側副靱帯の解剖
（文献1を参考に作図）

病　因

　MCL は膝関節靱帯損傷の中で前十字靱帯損傷に次いで損傷頻度の高い靱帯である．受傷機転はスポーツ活動の場合，他選手との接触による膝関節外側への直達外力やカッティング動作や急な減速時の介達外力による外反ストレスで MCL に過緊張が加わり損傷する．損傷の程度はⅠ度損傷（微小断裂はあるが不安定性のないもの），Ⅱ度損傷（Ⅰ度より広範の損傷があり膝軽度屈曲位で外反不安定性を認めるもの），Ⅲ度損傷（完全断裂で伸展位においても外反不安定性のあるもの）に分類される[3]．

診 断

問　診：受傷状況や疼痛部位，競技種目などを確認する．特に受傷肢位（膝外反や脛骨外旋など）をしっかり確認する必要がある．

視　診：膝周囲の腫脹や皮下出血，下肢のアライメント異常，傷の有無を確認する．

触　診：膝周囲の圧痛点や関節可動域を確認する．特にMCLの大腿骨側の圧痛か脛骨側の圧痛かを注意深く確認する．その他膝関節血腫や水腫の有無を確認する．

徒手検査：外反ストレス検査で伸展・軽度屈曲位でそれぞれ外反不安定性を確認する．不安定性のないものはⅠ度損傷，軽度屈曲位で不安定性のあるものはⅡ度損傷，伸展位でも不安定性を認める場合はⅢ度損傷を疑う．

単純X線検査：靱帯損傷以外の剥離骨折やその他の骨折の除外を行う．また，MCL外反ストレス撮影で内側関節裂隙の開大の有無を確認する．

MRI検査：T2像や脂肪抑制プロトン強調像の冠状断が有用で，MCL実質の連続性の途絶や付着部の剥離・弛緩像が認められる．同時に周囲の浮腫性変化を示す高信号域が認められる（図2）[5]．その他，前十字靱帯や半月板の合併損傷の有無も確認する．

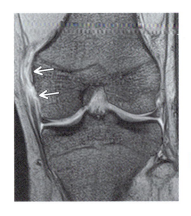

図2　内側側副靱帯損傷のMRI像

35歳男性．膝関節冠状面T2強調像．大腿骨外側上顆付着部の靱帯剥離と周囲組織の浮腫性変化による高信号化(←)を認める．

プローブのあてかた

MCLの観察は通常坐位または臥位とし，膝関節伸展位または軽度屈曲位で行う．大腿骨内側上顆の骨性隆起をランドマークとし，そこから遠位長軸方向にプローブを垂直に当てる（図3a）．皮下に浅層線維のfibrillar patternを確認でき，さらに浅層と骨の間にMFL，MTLを確認できる（図4）．MCL浅層は10 cmほどの縦走線維のため，プローブをそのまま長軸方向にスライドさせていくと脛骨付着部までの全長を確認できる．

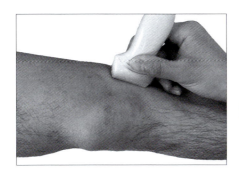

図3 内側側副靱帯観察時のプローブのあてかた

大腿骨内側上顆から脛骨付着部へ向けて長軸方向にプローブを当てている様子．

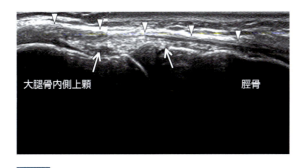

図4 内側側副靱帯の超音波画像（パノラマ像）

大腿骨内側上顆から脛骨粗面につながるMCL浅層線維のfibrillar patternを認める（▽）．深部には深層線維のMFL，MTL（矢印）が確認できる．

超音波診断

Key Word 「MCLの膨化と低エコー像，近位の異方性」

MCL損傷では縦走線維のfibrillar patternが途絶または不明瞭となる．健側と比較し靱帯実質は膨化し低エコー像を呈する（図5）．またⅡ・Ⅲ度損傷の場合は外反ストレスで関節裂隙が開大する動態を確認できる．ただし，MCL大腿骨付着部は異方性により正常でも低エコーに見えることがあるので注意を要する．

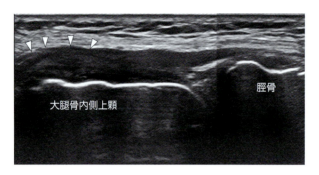

図5 内側側副靱帯損傷（大腿骨側）の超音波画像

48歳男性．内側側副靱帯の長軸パノラマ像．内側上顆付着部は fibrillar pattern の消失と膨化を伴う低エコー（▽）を呈するが，遠位脛骨側は fibrillar pattern が認められる．

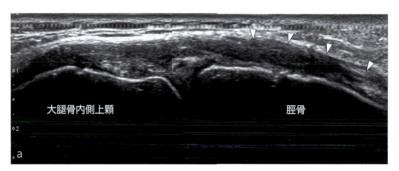

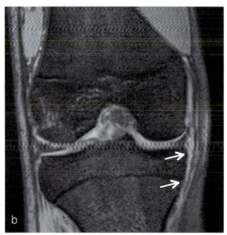

図6 内側側副靱帯損傷（脛骨側）の超音波画像と MRI 像（17歳男性）

a： 内側側副靱帯の長軸パノラマ像
脛骨内側付着部は fibrillar pattern の消失と膨化を伴う低エコー（▽）を呈するが，近位大腿骨側は fibrillar pattern が認められる．

b： 膝関節冠状面 T2 強調像
脛骨内側部の靱帯剥離と周囲組織の浮腫性変化による高信号化（→）を認める．

治療

　MCL周囲は血流が豊富で治癒機転が働きやすい[4]と考えられている．そのため急性期の単独損傷ではほとんどの場合保存療法が選択され，良好な治療成績が報告されている[5]．Ⅰ度損傷の場合は関節固定や装具装着の必要性はなく，Ⅱ度，Ⅲ度損傷では外反方向への制動のため装具を装着する．最近の傾向では，いずれも疼痛に応じて可及的早期から荷重を許可し，長期固定するより早期運動療法を行っていくほうが良好な膝関節機能が維持されやすいと考えられている．

　不安定性の強いものや十字靱帯を含む複合靱帯損傷では急性期の一次修復が考慮される場合がある．また，保存療法後も外反不安定性が残存する症例に対しては靱帯再建術の適応がある．

スポーツ復帰の判断

　MCL損傷部の疼痛の消失と膝関節の可動域の改善，外反不安定性の消失またはストレステストの陰性化を確認しスポーツ復帰を許可する．コンタクトスポーツの場合は，復帰初期は膝装具装着が推奨される．

（新庄琢磨）

参考文献

1) Laprade RF, et al.：The management of injuries to the medial side of the knee. J Orthop Sports Phys Ther 42：221-233, 2012.
2) 福林　徹：膝の機能解剖．臨スポーツ医 18（臨時増刊）：40-44, 2001.
3) Edson CJ：Conservative and postoperative rehabilitation of Isolated and combined injuries of the medial collateral ligament. Sports Med Arthrosc Rev 14：105-110, 2006.
4) Creighton RA, et al.：Basic science of ligament healing: Medial collateral ligament healing with and without treatment, Sports Med Arthro Rev 13：145-150, 2005.
5) Lundberg M, et al.：Long-term prognosis of isolated partial medial collateral ligament ruptures. A ten-year clinical and radiographic evaluation of a prospectively observed group of patients. Am J Sports Med 24：160-163, 1996.

23 脛骨疲労骨折

解　剖

　下腿には脛骨と腓骨がある．下腿前方には前脛骨筋，長母趾伸筋，長趾伸筋，長・短腓骨筋が走行し，下腿後方浅層には腓腹筋，ヒラメ筋があり，下腿後方深層には後脛骨筋，長趾屈筋，長母趾屈筋が存在する．ヒラメ筋は腓骨近位 1/3 後面，脛骨のヒラメ筋粗線，脛骨腓骨間の線維性アーチから起始する．後脛骨筋は脛骨後面の外側，腓骨内側面の近位 2/3，骨間膜から起始し，長趾屈筋は主に脛骨側から，長母趾屈筋は腓骨側から起始している．

病　因

　疲労骨折は軽微な外力が骨の同じ部分に繰り返し加わることにより，わずかな骨折が生じる状態である．疲労骨折の好発部位は腰椎分離症を除けば，体幹や上肢に比較して圧倒的に下肢が多く，その中でも脛骨と中足骨が多い．

　脛骨疲労骨折には疾走型疲労骨折と跳躍型疲労骨折があることが知られている．疾走型は骨幹部の近位から遠位の後内側に起こることが多い．ここで留意すべきは特に遠位例におけるシンスプリントとの鑑別である．シンスプリントは下腿中下 1/3 付近すなわち脛骨内縁の中央から遠位にランニング時の疼痛および圧痛を生じることが多いのに対し，疲労骨折では疼痛が狭い範囲に限局すること，痛みの程度が強くランニングが困難になることが多いなどの特徴が挙げられる．

　一方で跳躍型は脛骨前方中央の骨直上の骨突出部に圧痛を認めることが多い．単純 X 線側面像では疼痛部位に一致して前方皮質骨に特徴的な骨折線が認められる．難治性の疲労骨折であり，髄内釘を用いた手術治療への移行を早期から検討することもある．

診　断

　問　診：下腿痛が主訴の患者では，本症およびシンスプリントの可能性を念頭において問診する．スポーツ種目や動作，練習頻度や強度などを詳細に問診する．シューズや

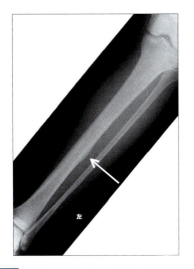

図1 受傷2ヵ月後の単純X線正面画像（21歳男性）

仮骨形成による皮質骨の肥厚が認められる．

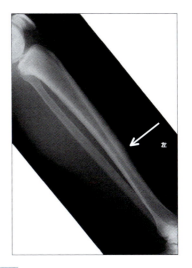

図2 受傷2ヵ月後の単純X線側面画像（21歳男性）

仮骨形成により皮質骨が肥厚しているが，骨折線はまだ確認できる．

スポーツサーフェイスなどの環境についても聞く．

視　診：腫脹の有無に注意する．

触　診：局所の圧痛が重要である．骨直上の圧痛点の局在，および腫脹を確認する．患肢でジャンプすると疼痛が再現できる hop test が有用である[1]．

単純X線検査：仮骨の形成を確認して疲労骨折と診断できる．言い換えると，疼痛発症初期には単純X線では所見を認めないことがほとんどであり，臨床症状から疲労骨折と判断し，1〜2週後に再度検査することが重要となる．正側の2方向に加えて斜位も撮影すると，微少な変化（骨膜反応，仮骨，骨折線，皮質の肥厚）を捉えやすい（図1，2）．

CT検査：全周にわたって微少な変化を捉えることができるが，単純X線と同様に発症初期には所見がないことが多い．

MRI検査：単純X線やCTでは捉えられない早期の変化を確認して診断することができる．脂肪抑制画像で骨髄内に高信号を認める場合，疲労骨折初期の骨髄内浮腫を捉えていると判断できる[2]．MRI所見のグレード・変化は臨床症状の重症度・推移とも相関することが報告されており[3]，有用性の高い検査である．しかし，医療機関において検査予約が必要であり，時間・費用もかかり，いつでも容易にできる検査でないことが難点である．

プローブのあてかた

患者を坐位，膝関節伸展位，足関節自然底屈位とする（図3）．

患者が痛みを訴える部位，特に圧痛点を中心に，骨の輪郭が鮮明に描出されるようにプローブの角度を微調整する．その際，疼痛が強い場合にはゼリーを多めに使用し，プローブを軽めにあてるように留意する．

超音波診断

Key Word 「皮質の不連続性」

骨は超音波をほとんど通さないため，骨表面だけが連続性のある線状高エコー像として観察される．一方，骨膜は低エコー像として描出される．転位のある骨折の場合は皮質の不連続性として明瞭に観察することができる（図4）．また単純X線ではわかりづらいような転位のない骨折においては，周囲軟部組織の変化を超音波で捉えることができ，超音波の強みが発揮される．さらに単純X線においては，仮骨形成の時期になってはじめて疲労骨折を診断することができるが，超音波では仮骨が形成されるより早期の骨膜肥厚を捉えることができ，疲労骨折の早期診断が可能となる．

一方で，健常人においても腱や靱帯の付着部で骨表面が隆起や陥凹などの不整像を呈することもあり，観察部位の解剖学的特徴を念頭に入れて注意深く超音波検査を実施する必要がある．

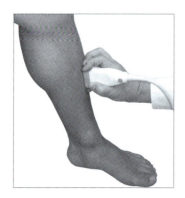

図3　プローブのあてかた

図4　脛骨疲労骨折の超音波像（長軸像）
21歳男性．骨輪郭の不連続性，骨膜肥厚などが観察される．

治療

　一般的に脛骨の疲労骨折は予後良好であり，保存療法が選択されることがほとんどである．痛みの生じるスポーツ活動は完全に中止し，日常動作は制限しないことが一般的である．罹患部位にストレスが加わらないようであれば，患部外の筋力トレーニングやストレッチングを積極的に実施し，パフォーマンス低下を最小限にしながらスポーツ復帰へのモチベーションを保ち続けることが重要である．

　保存療法の期間としては，脛骨疾走型疲労骨折の場合はスポーツ復帰まで約2～3ヵ月程度であるのに対し，脛骨跳躍型疲労骨折では3～6ヵ月の長期間のスポーツ中止が必要となることが多く，経過中に完全骨折をきたす危険性も高い．したがって跳躍型の場合，手術治療（髄内釘）を早期から検討することもある．Varnerらは髄内釘術後平均3ヵ月で単純X線上の骨癒合が得られ，4ヵ月でスポーツへの完全復帰が可能であったと報告している[4]．疾走型・跳躍型どちらの保存療法においても，遷延治癒や偽関節例では超音波治療（LIPUS）を用いることがある[5]．

　一方，荷重時痛や腫脹が強い場合，完全骨折をきたした例などでは固定・免荷が必要となることがある．いずれにしても保存療法を続ける際，症状が残存したままスポーツを続けると，疲労骨折が進行し，結果として競技からの長期離脱や手術が必要となることを患者本人・家族・指導者に説明することが必要である．

スポーツ復帰の判断

　骨折部位の圧痛が消失していることを確認し，単純X線で仮骨の骨硬化・骨癒合を確かめる．hop test（患肢でジャンプすると疼痛が再現される）で疼痛の有無を確認し，筋力回復に応じて段階的に復帰させる．スポーツに復帰した後も，再発予防に留意したコンディショニングやリハビリテーションは重要である．

（松﨑健一郎）

参考文献

1) Matheson GO, et al.：Stress fractures in athletes. A study of 320 cases. Am J Sports Med, 15(1)：46-58, 1987.
2) 土肥美智子，他：疲労骨折とシンスプリント．臨床スポーツ医学, 22(4)：451-459, 2005.
3) Ishibashi Y, et al.：Comparison of scintigraphy and magnetic resonance imaging for stress injuries of bone. Clin J Sport Med, 12(2)：79-84, 2002.
4) Varner KE, et al.：Chronic anterior midtibial stress fractures in athletes treated with reamed intramedullary nailing. Am J Sports Med, 33(7)：1071-1076, 2005.
5) Brand JC Jr, et al.：Dose pulsed low intensity ultrasound allow early return to normal activities when treating stress fractures? A review of one tarsal navicular and eight tibial stress fractures. Iowa Orthop J, 19：26-30, 1999.

下腿，足・足関節

24 シンスプリント

解　剖

　シンスプリント shin splints という疾患名はアスリートに起きやすい"慢性下腿痛"という意味で，その使い方には若干の幅があるが，ここでは海外で一般的な medial tibial stress syndrome という意味を採用したい．すなわち，脛骨下中 1/3 後内側部分の 5 cm 位の範囲に生じる運動時の慢性時疼痛である[1]．この部位からヒラメ筋と長趾屈筋が起始しており，ヒラメ筋はアキレス腱となって踵骨に停止し，長趾屈筋は第 2～第 5 足趾末節骨に停止する（図 1）．

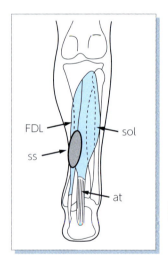

図1　右下腿後面の解剖
sol：ヒラメ筋，FDL：長趾屈筋，at：アキレス腱，ss：シンスプリントの発生部位

病　因

　シンスプリントの病因についてはさまざまな報告があり，結論にいたっていない．脛骨に対する過度の曲げ応力とする報告[2]や，ヒラメ筋と長趾屈筋の起始部における骨膜炎とする報告もある[3]．いずれにしても，脛骨下中 1/3 の後内側部における脛骨の骨膜肥厚を伴う過労性骨障害と考えられる．

202

診 断

問 診：運動時とくにランニング時に，下腿後方部に疼痛を訴える主訴を聴収する．また外傷の有無，スポーツ歴の有無とその程度を聞いておく．ランニングについては1日の走行距離数と週の頻度，そして1ヵ月の総走行距離を聞いておく．body mass index（BMI）がリスク要因として報告されているので，身長と体重も聞いておく[4]．

視 診：下肢全体のアライメントを観察し，O脚やX脚の有無を確認する．特に股関節の外旋角度が大きいことがリスク要因と報告されているので，股関節内外旋可動域を測定しておくように注意する[4]．足変形に注意が必要で，扁平足の有無の確認が必要であり[4]，特に過回内足（p.237参照）がシンスプリントの要因のひとつとして重要である[1]．また，足関節底屈可動域が大きいこともリスク要因と報告されているので，足関節底背屈可動域も測定しておく[4]．

触 診：脛骨下中1/3，後内側部において，丹念に圧痛点を調べることが大事である．シンスプリントでは上下5cm程度にわたって圧痛点が広がっているのが特徴である．

単純X線検査：脛骨疲労骨折（疾走型）との鑑別診断で単純X線が重要である（図2）．シンスプリントではこのような所見がないことが特徴である．

CT：CT検査は，本症例に対しては有用性が低い．

MRI：MRI検査は有用な検査であり，病変部での骨膜周囲および骨髄での浮腫（high signal intensity）を観察できる．この場合，骨髄全体ではなく一部にとどまるのが本症の特徴である[5]．

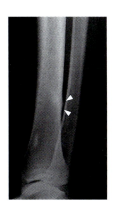

図2　脛骨疲労骨折（疾走型）の下腿側面単純X線像(35歳男性)

脛骨に疲労骨折による仮骨増生（▽）がみられる．シンスプリントではこのような所見がない．

プローブのあてかた

　母指，示指，中指でプローブをしっかりと把持する．患者を患側下の側臥位として脛骨後内側部にプローブをあてる．プローブをあてる前に指頭で圧痛を確認して，その部位にあてるようにするとよい．骨に対してプローブ表面からの距離が最短距離となるようにあてることがポイントである．プローブを少しずつ動かして，患者の圧痛点と一致するかどうかを常に聞きながら行う．下腿に対して長軸にプローブをあてると病変部を確認しやすい（図3）．

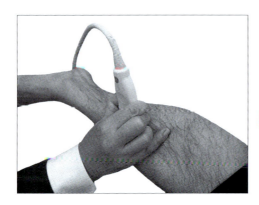

図3　プローブのあてかた（左下肢にあてている）

下肢を外旋位として下腿後内側の下中1/3に長軸にプローブをあてる．脛骨内側縁あたりが比較的に描出しやすい．

超音波診断

Key Word　「骨膜周囲肥厚」

　シンスプリントの超音波画像は骨膜周囲の浮腫，肥厚像として描出される（図4）．下腿中央部ではなかなか骨表面までわからないので，脛骨の内側縁の付近で筋の薄くなった箇所を狙うとよい．病変がわずかであることもあるので，必ず左右の比較をするほうがよい．また，ドプラで血管の増生をみることができる場合もある．

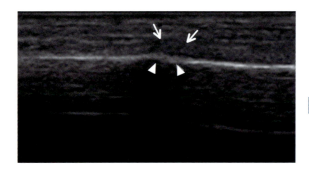

図4　シンスプリントの超音波画像（脛骨長軸像）

骨膜周囲の肥厚（△），周囲軟部組織の腫脹（↓）がみられる．

治療

保存療法がまず行われる．初期には安静，アイシング，NSAIDs の内服，軟膏塗布などをまず行い，次にストレッチと下肢筋の強化を徐々に行っていく．体外衝撃波治療が有効であるとの報告も最近増えている[6]．

シンスプリントではほとんどの症例が保存療法で治癒するので，観血的治療の適応は少ない．一般的には6ヵ月間の保存療法が無効であった時に適応となる．後方筋膜切開術などが行われる[1]．

スポーツ復帰の判断

このように超音波検査では，1ないし2週間隔で，経時的に検査をすることによって，比較的明瞭にシンスプリントの状態を判定できる．超音波での骨膜肥厚，浮腫が消退して，臨床的にも疼痛が消失していれば，スポーツ復帰へ向けて指導していく．

（橋本健史）

参考文献

1) Yates B, et al.：The incidence and risk factors in the development of medial tibial stress syndrome among naval recruits. Am J Sports Med, 32(3)：772-780, 2004.
2) Franklyn M, et al.：Selection modulus is the optimum geometric predictor for stress fractures and medial tibial stress syndrome in both male and female athletes. Am J Sports Med, 36(6)：1179-1189, 2008.
3) Beck BR, et al.：Medial tibial stress syndrome: the location of muscles in the leg in relation to symptoms. J Bone Joint Surg Am, 76(7)：1057-1061, 1994.
4) Hamstra-Wright KL, et al.：Risk factors for medial tibial stress syndrome in physically active individuals such as runners and military personnel: a systematic review and meta-analysis. Br J Sports Med, 49(6)：362-369, 2015.
5) Moen MH, et al.：Medial tibial stress syndrome：A critical review. Sports Med, 39(7)：523-546, 2009.
6) Rompe JD, et al.：Low-energy extracorporeal shock wave therapy as a treatment for medial tibial stress syndrome. Am J Sports Med, 38(1)：125-132, 2010.

第3章 各部位でみられるスポーツ外傷・障害

下腿，足・足関節

25 急性足関節捻挫

解 剖

　足関節は脛骨，腓骨，距骨，踵骨，舟状骨，立方骨など多くの骨からなる複雑な関節である．そのため，連結器として多くの靱帯が存在する．外側の靱帯として，前脛腓靱帯，前距腓靱帯，踵腓靱帯，背側踵立方靱帯，二分靱帯，外側距踵靱帯，骨間距踵靱帯などがある（図1）．内側の靱帯として，三角靱帯（tibionavicular ligament, tibiospring ligament, tibiocalcaneal ligament, deep posterior tibiotalar ligament, spring ligament）がある（図2）．これらの中で，アスリートが損傷しやすい靱帯は，前脛腓靱帯，前距腓靱帯，踵腓靱帯および二分靱帯である．

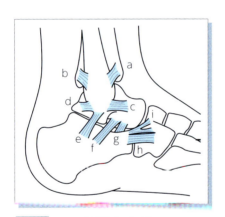
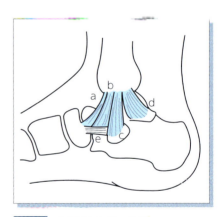

図1　足関節外側の靱帯
a：前脛腓靱帯，b：後脛腓靱帯，c：前距腓靱帯，
d：後距腓靱帯，e：踵腓靱帯，f：外側距踵靱帯，
g：骨間距踵靱帯，h：背側踵立方靱帯，i：二分靱帯

図2　足関節内側の靱帯
a：tibionavicular ligament
b：tibiospring ligament
c：tibiocalcaneal ligament
d：deep posterior tibiotalar ligament
e：spring ligament

病 因

　代表的な損傷機転として以下の3つが重要である．1つはLauge-Hansenの足関節果部骨折分類[1]のsupination-adduction損傷Stage 1である．Lauge-Hansen分類は始めに受傷時の肢位，その次にかかった外力の向きを表している．すなわち，この場合は，

足関節が回外位の時に内転力が働いた受傷機転である．腓骨外果が横骨折を起こすか，足関節外側靱帯（前距腓靱帯と踵腓靱帯）が断裂する．最も多い損傷機転である．2つめの損傷機転は，Lauge-Hansen分類のsupination-external rotation損傷 Stage 1である．この場合は，足関節が回外位で外旋力が働いた受傷機転である．前脛腓靱帯が主に損傷される．3つ目の損傷機転は，足関節底屈位で内返し強制をされる場合であり，このときは二分靱帯損傷が生じる．

診 断

問 診：足関節捻挫をして足関節痛を訴える患者に対しては，どういう受傷機転であったのか，内返しであったのか（前距腓靱帯，踵腓靱帯，二分靱帯損傷を疑う），外旋であったのか（前脛腓靱帯損傷を疑う）を聴取することが大事である．また，受傷直後に荷重できたかどうかも重症度の判定として重要である．荷重できないほどの疼痛であれば，Grade 2あるいは3の重度足関節捻挫と考えてよい．また，普段のスポーツの練習時間と週の頻度を聞いておく．過去の足関節捻挫の既往を聞いておくことが大事である．

視 診：足関節部における腫脹や皮下出血の有無を確認する．また，足変形に注意が必要で，外反母趾，扁平足の有無の確認が重要である．

触 診：急性足関節捻挫の診断において，この触診が最も大事である．丹念に圧痛点を調べることによって損傷靱帯を推定することができる．圧痛点のポイントは，前脛腓靱帯，前距腓靱帯，踵腓靱帯，二分靱帯，三角靱帯および骨折の可能性をみるために外果と内果，第5中足骨基部の触診を行う（図3）．触診で損傷部のだいたいの見当をつけておく．

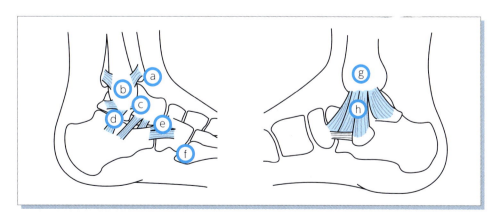

図3　足関節捻挫診察時にチェックすべき圧痛点
a：前脛腓靱帯，b：腓骨外果，c：前距腓靱帯，d：踵腓靱帯，e：二分靱帯，f：第5中足骨基部，g：脛骨内果，h：三角靱帯

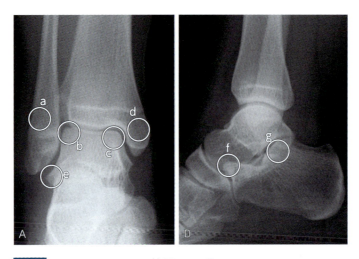

図4 単純X線検査での注意するポイント
A：正面像での注意点．a：腓骨外果の骨折線，b：距骨滑車外側の離断性骨軟骨炎，
c：距骨滑車内側の離断性骨軟骨炎，d：脛骨内果の骨折線，e：距骨外側突起の骨折線
B：側面像での注意点．f：踵骨前方突起の骨折線，g：距踵骨癒合症

徒手的足関節ストレス検査：骨折が疑われる場合を除いて，可能な範囲で徒手的足関節ストレス検査を行う．必ず左右差をみることが大事である．

単純X線検査：画像検査はまず，単純X線検査を行う．果部骨折を疑うときは正面，側面と両斜位が望ましいが，そうでなければ，正面，側面の2方向撮影でよい．正面像における読影のポイントは，内果，外果の骨折線の有無，距骨滑車部の内側，外側（離断性骨軟骨炎の有無），距骨外側突起骨折の有無である．側面像における読影のポイントは，踵骨前方突起骨折の有無，距踵骨癒合症の有無をみることである（図4）．足関節捻挫に合併しやすい損傷として，正面像では距骨離断性骨軟骨炎外側型（図5a），距骨離断性骨軟骨炎内側型（図5b）および距骨外側突起骨折（図5c）を見落とさないように注意が必要である．また側面像では，踵骨前方突起骨折（図6a），距踵骨癒合症（図6b）を着実に鑑別する必要がある．

CT検査：足関節捻挫では有用性はないが，足関節果部骨折，距骨離断性骨軟骨炎，距踵骨癒合症などのときは重要である．

MRI検査：MRI検査で損傷靱帯は低信号中の高信号として描出される．軸写で前距腓靱帯，冠状断で踵腓靱帯をみやすい．

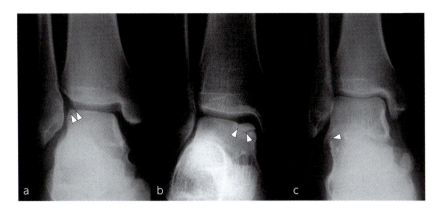

図5 骨折線（△）
a：外側型の距骨離断性骨軟骨炎，**b**：内側型の距骨離断性骨軟骨炎，**c**：距骨外側突起骨折

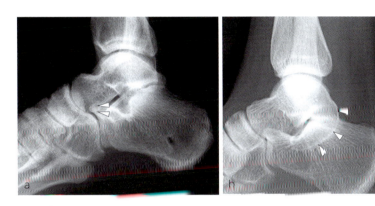

図6 病変部（△）
a：踵骨前方突起骨折，**b**：距踵骨癒合症を示すCサイン．

プローブのあてかた

　母指，示指，中指でプローブをしっかりと把持する．問診，触診によって損傷靱帯の見当をつけておく．まず，前脛腓靱帯を観察する（図7）．続いて，前距腓靱帯（図8），踵腓靱帯（図9），二分靱帯，三角靱帯へと検査を進めていく．プローブをあてる前に指頭で圧痛を確認して，その部位にあてるようにするとよい．靱帯に対してプローブ表面からの距離が最短距離となるようにあてることがポイントである．プローブを少しずつ動かして，患者の圧痛点と一致するかどうかを常に聞きながら行う．

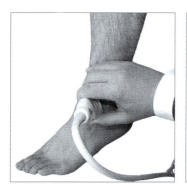
図7 前脛腓靭帯にプローブをあてる様子

外果の約2横指近位付近で脛骨，腓骨間にプローブをあてる．

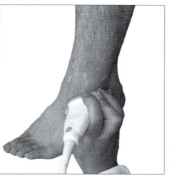
図8 前距腓靭帯にプローブをあてる様子

プローブの長軸を足底面にほぼ平行に保って操作するとみつけやすい．

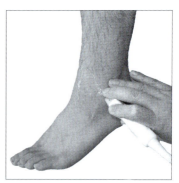
図9 踵腓靭帯にプローブをあてる様子

プローブの長軸を下腿軸より少しく後方へ傾けるとよい．

超音波診断

Key Word 「低信号」

　前脛腓靭帯の超音波画像を示す．前脛腓靭帯は正常では脛骨，腓骨をつなぐ直線状の靭帯として低信号で描出される（**図10a**）．損傷すると断端が描出され，同時に脛腓間の離開が観察される（**図10b**）．

　前距腓靭帯は，腓骨外果から距骨へ向けての低信号の帯として描出される（**図11a**）．完全断裂では遺残靭帯が描出される（**図11b**）．

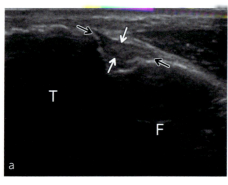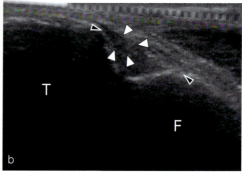

図10 前脛腓靭帯損傷（34歳女性．a：正常側，b：損傷側）

a：正常の前脛腓靭帯（白矢印）がわかる．脛腓間（黒矢印）は離開していない．
b：断裂した前脛腓靭帯断端（白矢頭）と離開した脛腓間（黒矢頭）がわかる．
T：脛骨，F：腓骨

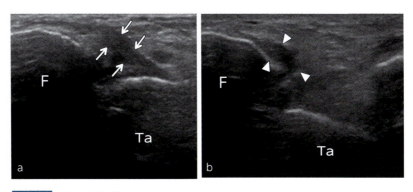

図11　前距腓靱帯(21歳男性．バスケットボールで受傷)
a：健常側．腓骨外果(F)から距骨(Ta)にかけて低信号の前距腓靱帯(↑)が描出された．
b：損傷側．前距腓靱帯は距骨(Ta)付着部側が完全断裂である．断端が腓骨外果(F)付着部側に描出された(△)．

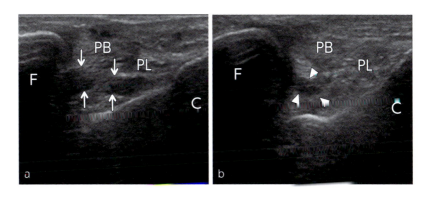

図12　踵腓靱帯(21歳男性)
a：健常側．踵腓靱帯は外果と踵骨をつなぐ低信号(↑)として描出された．
b：損傷側．踵腓靱帯は腓骨外果付着部のみが描出され(△)，踵骨側は断裂していた．
F：腓骨外果，C：踵骨，PB：短腓骨筋腱，PL：長腓骨筋腱

　踵腓靱帯は，腓骨外果から踵骨へ向けての低信号の帯として描出される（図12a）．完全断裂では遺残靱帯が描出される（図12b）．

　治　療

　アスリートの急性足関節捻挫の治療についてはまず，重症度を見極めることが大事である．徒手的あるいは単純X線での足関節不安定性のない第1度損傷（関節包など靱帯以外の軽度損傷）に対しては，安静，アイシング，包帯固定，患肢挙上でよい．スポーツの現場では，捻挫直後に荷重し，歩行できる程度であれば第1度としてよい．足関節不安定性のある（靱帯部分断裂，完全断裂）重症症例（スポーツ現場では，捻挫直後に荷重できない程度の疼痛を訴える）に対しては，ギプスはせず機能的訓練（図13）を

すべきであるとする報告[2,3]と，ギプス固定をしたあとに機能的訓練をするとよい結果となるとする報告[4]とで論争中である．ただ，機能的訓練を推奨する論文の場合でも1～2週程度のギプス固定を行ったのちに機能的訓練を始めるとの報告が多い[2]．また，筆者らの調査では，受傷後2週間に9日間以上のギプス固定をした群ではその後の陳旧性足関節外側靱帯損傷の発症率が低かった[5]．Lambらも無作為前向き研究で10日間のギプス固定をした群が装具固定やサポーター固定および弾力包帯固定の群よりも成績が最もよかったと報告しており[4]，筆者らは10日から2週程度のギプス固定ののちに，機能的訓練をするのがよいと考えている．

ギプス固定でひとつ注意せねばならないことは，前脛腓靱帯損傷の場合である．このときは荷重すると脛骨腓骨間が離開してしまうことになるので，ギプス固定中は松葉杖による免荷歩行が望ましい．

観血的治療の適応についても論争中である．Kerkhoffsらによる主にGrade 3の重症例を対象としたrandomized controlled trialの20論文を集めたメタ解析ではどちらが優位とはいえなかった．スポーツ復帰，再捻挫，疼痛，不安定性などの項目で手術的治療がよいという結果だったが，そのコストと合併症に注意すべきで，多くの症例では保存的治療でよい結果が得られたと報告した[6]．ただ，長期の経過観察では手術的治療が

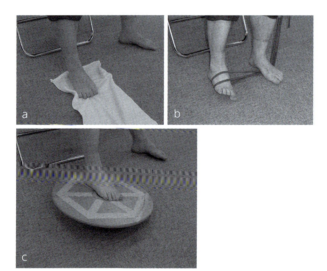

図13　足関節捻挫後の機能的訓練

a：タオルギャザー訓練．床に敷いたタオルを足趾でたぐり寄せる．30回を1日3セット行う．立位の安定性に必要な長母趾屈筋と長趾屈筋の筋力強化となる．

b：腓骨筋訓練．訓練用ゴムバンドを足に巻き付け，その抵抗に抗するように足を外返しする．5秒間で1回とし，30回を1セットとして1日3セット行う．腓骨筋は内返し強制に対抗する最も重要な筋群である．

c：不安定板訓練．下面に半球形の足が1つ付いており，不安定に動く．一端を床につけてゆっくりと円周運動を行う．足関節周囲の筋力増強と固有知覚受容器訓練の再教育となる．30周を1セットとして，1日3セット行う．円板がなければ，まな板状の板に棒を貼り付けて内返し外返しをさせてもよい．

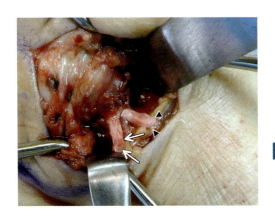

図14 手術所見(図11, 12と同一症例)

前距腓靱帯(▲)が距骨側で,踵腓靱帯(←)が踵骨側で完全に断裂しており,超音波所見(図11, 12)と一致する.

優るとの報告もあり[7],筆者らは,超音波検査で完全断裂であって(図11, 12),かつ高いレベルでのスポーツ復帰を希望する場合には観血的治療の適応としている(図14).

スポーツ復帰の判断

急性足関節捻挫における超音波検査では,1ないし2週間隔で,経時的に超音波検査をすることによって,靱帯の修復過程を調べることができる.4〜6週程度で靱帯の連続性獲得と線維構造の再出現によってスポーツ復帰の時期も決定することができる.

(橋本健史)

 参考文献

1) Lauge-Hansen N：Fractures of the ankle Ⅱ. Combined experimental-surgical and experimental-roentgenologic investigations. Arch Surg, 60(5)：957-985, 1950.
2) Kerkhoffs GM, et al.：Immobilisation and functional treatment for acute lateral ankle ligament injuries in adults. Cochrane Database Syst Rev, 28(3)：CD003762, 2013.
3) Jones MH, et al.：Acute treatment of inversion ankle sprains: immobilization versus functional treatment. Clin Orthop Relat Res, 455：169-172, 2007.
4) Lamb SE, et al.：Mechanical supports for acute, severe ankle sprain：A pragmatic, multicentre, randomized controlled trial. Lancet, 373(9663)：575-581, 2009.
5) 橋本健史,他：足関節外側靱帯損傷の予後におけるギプス固定期間の影響.日本足の外科学会雑誌, 34(1)：116-119, 2013.
6) Kerkhoffs GM, et al.：Surgical versus conservative treatment for acute injuries of the lateral ligament complex of the ankle in adults. Chochrane Database Syst Rev, 18(2)：CD000380, 2007.
7) Pijnenburg AC, et al.：Operative and functional treatment of rupture of the lateral ligament of the ankle. A randomized, prospective trial. J Bone Joint Surg Br, 85(4)：525-530, 2003.

下腿，足・足関節

26 陳旧性足関節外側靱帯損傷

解 剖

　足関節においては外側の靱帯として，前脛腓靱帯，前距腓靱帯，踵腓靱帯，背側踵立方靱帯，二分靱帯，外側距踵靱帯，骨間距踵靱帯などがある．内側の靱帯として，三角靱帯がある（p.206 参照）．これらの中で，アスリートが損傷し，捻挫が慢性化しやすい靱帯は，前距腓靱帯，踵腓靱帯および骨間距踵靱帯である．

病 因

　急性足関節捻挫の Grade 2, Grade 3 の重症例のうち，約 20〜40％が慢性化して陳旧性足関節外側靱帯損傷（chronic ankle instability：CAI）になるといわれている．なぜ慢性化するのかについては，さまざまな意見があり，現在のところ一致をみていない．陳旧例となる要因としては，固有感覚器の機能低下とする報告[1]，関節弛緩性とする報告[2]，筋反応時間の遅延とする報告[3]や足関節アライメント異常とする報告[4]がある．筆者らは治療方法が影響するのではないかと考え調べた[5]．その結果，受傷後2週間におけるギプス固定期間を比べると，捻挫のあと慢性化しなかった正常群では8.5日であったのに対して，CAI群では2.6日と有意に短かった．これより急性足関節捻挫の慢性化を防ぐためには10日〜2週程度のギプス固定ののち，機能的訓練を行うことが重要であると考えられる．

診 断

　問　診：慢性的な足関節痛を訴えるアスリートの診察においては，まず，本症を念頭におき，疼痛の部位を詳しく聞き出すことが大事である．前距腓靱帯部だけでなく，距腿関節前方部や腓骨筋腱部に疼痛を訴えることも多い（図1）．また，普段のスポーツの練習時間と1週間の練習頻度を聞いておく．過去の足関節捻挫の既往を聞いておくことが大事であり，その時に医療機関を受診したか，またどういう治療を受けたのか（ギプス固定を何週間受けたか，サポーター固定か包帯固定かなど）についても詳しく聞いておく．

視　診：足関節部における腫脹の有無を確認する．また，足変形に注意が必要で，特に扁平足の有無の確認が重要である．扁平足であるときは足根骨癒合症（距踵骨癒合症など）を合併している場合があるので精査が必要である．また，歩行動態の観察も行いたい．CAIでは，踵接地のときに足関節が内返しの状態で接地し，その後に大きく外返しをする歩行を行っていることが多い[6]．

触　診：CAIの診断においては，急性足関節捻挫のように丹念に圧痛点を調べることによって損傷靱帯を推定することは難しい．触診のポイントは，アスリートに多い他疾患との鑑別である．足関節外側部では，三角骨症候群では外果1横指後方，踵骨疲労骨折では踵骨体部に圧痛点がある．ジョーンズ骨折では第5中足骨基部に圧痛点がある．足関節内側部では，足根骨癒合症では内果の1横指下方に圧痛点がある．有痛性外脛骨では舟状骨内側部に圧痛点がある（図2）．

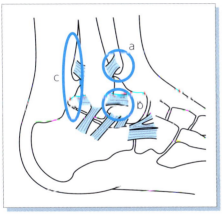

図1　CAIにおける疼痛発生部位

a：足関節前方部，b：前距腓靱帯部，c：腓骨筋腱部．この部位に疼痛を訴えるアスリートに対してはCAIを疑う．

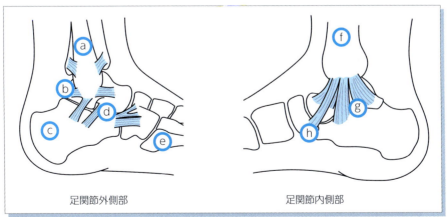

足関節外側部　　　　　　　　　足関節内側部

図2　CAIと他疾患との鑑別において重要な圧痛点

a：腓骨疲労骨折，b：三角骨症候群，c：踵骨疲労骨折，d：足根洞症候群，e：ジョーンズ骨折，f：内果疲労骨折，g：足根骨癒合症（距踵骨癒合症），h：有痛性外脛骨

徒手的足関節ストレス検査：骨折が疑われる場合などを除いて，足関節痛を訴えるアスリートに対してはなるべく徒手的足関節ストレス検査を行う．アスリートをベッドに座らせて足関節軽度底屈位で踵部を前方へ引いて前方引き出しテストを行い，前距腓靱帯損傷を診断できる．また，足関節底背屈中間位で内返しをさせて内反ストレステストを行い，踵腓靱帯損傷を診断できる．必ず左右差をみることが大事である．

単純X線検査：画像検査はまず，単純X線検査を行う．正面，側面の2方向撮影でよいがなるべく立位で行うことが重要である．扁平足の有無や関節裂隙狭小化などを正確に診断できるからである．この場合も他疾患との鑑別がポイントとなる．

アスリートの足関節痛を診るにあたり，正面像における読影のポイントは，内果疲労骨折，距骨内側滑車離断性骨軟骨炎，足根骨癒合症のbeak sign（p.237参照），脛腓間離開，腓骨疲労骨折，距骨外側滑車離断性骨軟骨炎，腓骨遠位端の陳旧性骨片である（図3）．側面像における読影のポイントは，図4の如くである．特に距踵骨癒合症，踵骨前方突起骨折の有無に注意することが必要である（図4）．

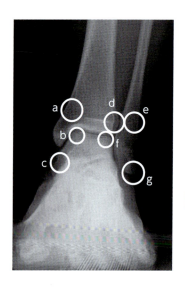

図3 単純X線正面像におけるアスリートの足関節痛で鑑別すべき疾患

a：内果疲労骨折，b：距骨内側滑車離断性骨軟骨炎，c：足根骨癒合症のbeak sign，d：脛腓間離開，e：腓骨疲労骨折，f：距骨外側滑車離断性骨軟骨炎，g：腓骨遠位端の陳旧性骨片

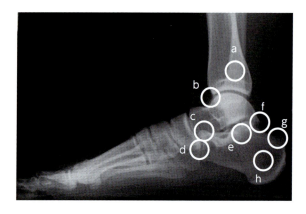

図4 単純X線側面像におけるアスリートの足関節痛で鑑別すべき疾患

a：脛骨疲労骨折，b：anterior impingement syndrome，c：踵骨前方突起骨折，d：有痛性外脛骨，e：距踵骨癒合症，f：三角骨症候群，g：ハグランド病，h：踵骨疲労骨折

CT 検査：足関節捻挫では有用性はないが，足関節果部疲労骨折，距骨離断性骨軟骨炎，距踵骨癒合症などのときは重要である（p.209 図5,6参照）．

MRI 検査：MRI 検査で損傷靱帯は低信号中の高信号として描出される．軸写で前距腓靱帯，冠状断で踵腓靱帯をみやすい．

プローブのあてかた

母指，示指，中指でプローブをしっかりと把持する．問診，触診によって損傷靱帯の見当をつけておく．まず，前脛腓靱帯を観察する．続いて，前距腓靱帯，踵腓靱帯へと検査を進めていく（p.210 図7〜9参照）．プローブをあてる前に指頭で圧痛を確認して，その部位にあてるようにするとよい．靱帯に対してプローブ表面からの距離が最短距離となるようにあてることがポイントである．左右を比較することが重要だが，両側例もあるので注意する．

超音波診断

> **Key Word**　「靱帯の肥厚と fibrillar pattern の消失」

超音波検査による CAI における前距腓靱帯は，肥厚して直線性が失われ，かつ fibrillar pattern が消失，肉芽腫様となっている（図5）．正常例では，直線状であり，比較的薄い，fibrillar pattern を確認することができる（図6）．

損傷踵腓靱帯は，直線性が失われて肥厚し，かつ所々で線維構造が失われている（図7）．

治　療

CAI では，まず保存療法が行われる．急性足関節捻挫と同様に，タオルギャザー，不安定板を用いた固有知覚受容器訓練，ならびに腓骨筋を中心とした足関節周囲筋力増強である（p.212 の図13参照）．スポーツ活動時にはテーピングか足関節サポーター装着を指導する．

通常 6 ヵ月間の保存療法が無効であるときは，観血治療を行う．足関節外側靱帯再建術が中心となる．これには，遺残靱帯を用いる解剖学的再建術（anatomical reconstruc-

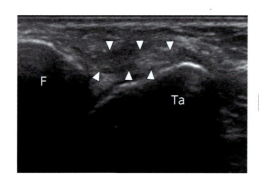

図5 CAIにおける前距腓靱帯の超音波画像

白矢頭が前距腓靱帯を示す．全体は肥厚し，fibrillar patternは失われて肉芽腫様となっている．
F：腓骨外果，Ta：距骨

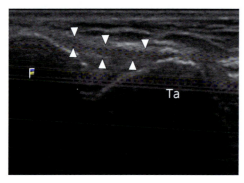

図6 前距腓靱帯の正常な超音波画像

図5の症例の健側である．
比較的に薄いfibrillar patternのしっかりした直線状の像を示す．
F：腓骨外果，Ta：距骨

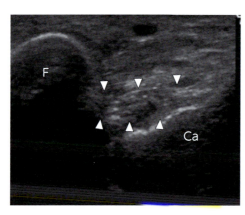

図7 CAIにおける踵腓靱帯の超音波画像

白矢頭が踵腓靱帯を示す．損傷した前距腓靱帯と同様に，全体は肥厚し，fibrillar patternは失われて肉芽腫様となっている．正常像については，p.211 図12を参照．
F：腓骨外果，Ca：踵骨

tion）と移植腱などを用いる腱移植術（tenodesis stabilization）に分けることができる．遺残靱帯がある程度存在すれば，解剖学的再建術が術式も簡単で合併症も少ないため適応となる．鏡視下で再建術も行われるようになってきた[7]．しかし，遺残靱帯が著しく変性していたり，消失していたりする場合もあり，解剖学的再建術が困難な例もある．その場合には腱移植術を適応すべきと考えている[8]．

スポーツ復帰の判断

スポーツ復帰は，疼痛や不安定感といった臨床症状が消失し，超音波検査において靱帯の肥厚がある程度縮小して，靱帯の直線性が獲得できたときと考えている．

(橋本健史)

参考文献

1) Freeman MA, et al.：The etiology and prevention of functional instability of the foot. J Bone Joint Surg Br, 47(4)：678-685, 1965.
2) Baumhauer JF, et al.：Test-Retest Reliability of Ankle Injury Risk Factors. Am J Sports Med, 23(5)：571-574, 1995.
3) Löfvenberg R, et al.：Prolonged Reaction Time in Patients with Chronic Lateral Instability of the Ankle. Am J Sports Med, 23(4)：414-417, 1995.
4) Sugimoto K, et al.：Varus tilt of the plafond as a factor in chronic ligament instability of the ankle. Foot Ankle Int, 18(7)：402-405, 1997.
5) 橋本健史, 他：足関節外側靱帯損傷の予後におけるギプス固定期間の影響. 日本足の外科学会雑誌, 34(1)：116-119, 2013.
6) Hashimoto T, et al.：The kinematic study of the ankle joint instability due to the rupture of lateral ligaments. Foot Ankle Int, 18(11)：729-734, 1997.
7) Takao M, et al.：Arthroscopic anterior talofibular ligament repair for lateral instability of the ankle. Knee Surg Sports Traumatol Arthrosc, 24(4)：1003-1006, 2016.
8) Hashimoto T, et al.：Clinical study of chronic lateral ankle instability: Injured ligaments compared with stress X-ray examination. J Orthop Sci, 14(6)：699-703, 2009.

27 中足骨疲労骨折

解 剖

　中足骨の近位は3つの楔状骨と立方骨とリスフラン関節を形成し，第2中足骨基部を頂点とした横アーチ構造がみられる．特に第2中足骨の基部は3つの楔状骨からなるほぞ穴構造にはまり込んでおり，他の足根中足関節に比べ可動性が少ない．第2中足骨は最も長く，次いで第1, 3中足骨が長く第4, 5中足骨の順に短くなっている．

　歩行時にはヒールオフからトゥオフ（p.237 参照）にかけて中足骨に軸圧が作用し，アーチ部分での荷重分散と足部構造保持の機能を果たすことで二足歩行の効率的な荷重伝達を可能にしている．

病 因

　ランニング動作では第2中足骨に強い曲げ応力と剪断力がかかる．これを繰り返すことで疲労骨折をきたす[1]．長い第2中足骨や母趾列の異常可動性が第2中足骨へのストレスを増大させる[1]．

　第5中足骨近位端の疲労骨折は栄養血管が疎である部分に好発する傾向があり，ハイアーチや後足部内反，外返しの可動域制限などがリスクファクターであるといわれている．

　アキレス腱や下腿三頭筋の柔軟性の不足は中足骨疲労骨折を誘発し，トレーニングの量，強度，頻度，時間，またシューズや接地面の硬さなど外的要因も発症要因の一つである．またステロイドの使用や月経異常による骨密度低下が原因となる可能性がある．

　陸上競技，ダンスなどではオーバーユースによる第2, 3中足骨骨幹部に疲労骨折がみられる．軍隊の行進によって軍人で好発したため行軍骨折と呼ばれることもある．

　サッカーやバスケットボールなどのジャンプ，カッティング動作の多い競技では第5中足骨近位端にストレスがかかり，ジョーンズ骨折と呼ばれる骨折が多くみられる．

　バレエダンサーでは，足関節の底屈制限がある場合，ポワントの際に足根中足関節にストレスがかかり，第2中足骨基部の疲労骨折がみられる[2]．

診断

問　診：スポーツ選手の場合，中足部の疼痛を訴える患者に対しては常に疲労骨折の可能性を念頭に置きながら行うことが重要である．外傷の有無に加えて，競技種目，ポジション，練習内容（練習量，強度，頻度，練習環境）などを聴取する．

視　診：腫脹や出血斑がないか確認する．また，下肢アライメントや足関節の可動域にも注意が必要である．

触　診：中足骨は皮下に触れやすいので頚部，骨幹部，基部を触れて圧痛がないか確認する．第2，3中足骨は骨幹部，第5中足骨近位端は疲労骨折の好発部位である（図1）．

単純X線検査：足部正面背底像，側面像ならびに斜位像（図2）を撮影する．最も用いられている検査であるが，初期では所見がないことが多い．通常，症状が現れてから2～3週後に骨膜反応がみられる．早期発見には不向きであり，エコー診断が有用である．

核シンチグラフィ：脛骨や骨盤部など大きな骨では診断に有用であるが，小さな骨が密集する足部では，局所診断としてあまり有用ではない．

CT検査：初期診断能は高くない．手術的治療が必要となる際に骨折の方向，位置を確認するには有用である．

MRI検査：最も感受性と特異性に優れた検査である．骨折部の骨髄浮腫とその周囲の軟部組織の腫脹がみられ，同部のT2強調画像，STIR画像で高信号化がみられる（図3）．

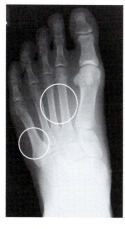

図1　中足骨疲労骨折の好発部位

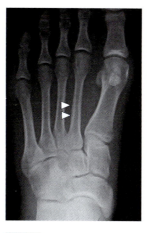

図2　単純X線所見

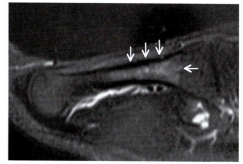

図3　MRI所見

プローブのあてかた

母指，示指，中指でプローブをしっかりと把持する．足背部でプローブをあてる前に指頭で中足骨の骨表面を確かめ，圧痛を確認して，その部位にあてるようにするとよい．骨に対してプローブ表面からの距離が最短距離となるようにあてることがポイントである．プローブを少しずつ動かして，患者の圧痛点と一致するかどうかを常に聞きながら行う．また，横骨折が多いので，足に対して長軸にプローブをあてると骨折部を確認しやすい（図4）．

超音波診断

Key Word 「骨皮質不連続像」

中足骨疲労骨折の超音波画像は，一般に骨皮質の不整像，不連続像，骨膜反応による隆起，骨周囲の血腫による低エコー領域など軟部組織腫脹像を呈する（図5）．カラードプラでは骨膜隆起部や周囲軟部組織に血管新生が確認できる．

Banalらは，中足骨疲労骨折に対する超音波診断の感受性は85％，特異性は65％と報告した[3]．

Wrightらは下肢疲労骨折のメタ解析で，超音波診断は唯一Grade Aとして強く推奨している．感受性は43〜99％，特異性は13〜79％であり，偽陽性率が高いが偽陰性率が低いため，スクリーニング検査として有用であるとしている[4]．

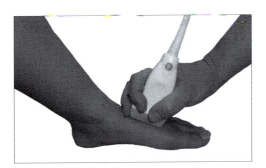

図4 プローブのあてかた

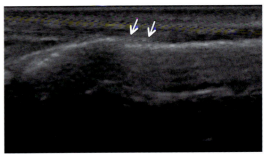

図5 超音波画像所見

19歳男性．陸上競技選手．第2中足骨疲労骨折．骨皮質が不整となっている（↙）．

治療

　保存療法は，前足部への負担をなるべくかけないようにして，踏み返し時の中足骨への軸圧を軽減することが基本である．運動を避けて安静を指示し，ハイヒールを避け，衝撃吸収性の靴底をもつ靴を履くように助言する．アーチを保護するためアーチサポートをつけた足底挿板を処方する．

　観血治療は，保存療法が無効のときに行う．第5中足骨近位端骨折の場合は，骨癒合が遷延する傾向があり，スポーツ種目や競技会などのスケジュールを考慮して早期復帰のために手術を行う場合がある．第2，3中足骨の場合はプレート固定（図6），第5中足骨近位端骨折の場合は髄内スクリュー固定（図7）を行う．

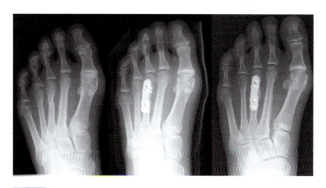

図6　第3中足骨骨折の観血的治療

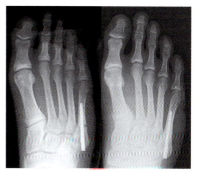

図7　ジョーンズ骨折の観血的治療

スポーツ復帰の判断

　2週ごとに超音波検査を行い，超音波画像上，骨皮質不整像や不連続像が消失して骨癒合が得られたら，ジョギングから許可をする．超音波検査では，1ないし2週間隔で，経時的に検査をすることによって，単純X線検査よりも明瞭に骨癒合が判定でき，スポーツ復帰の時期も明確に決定することができる．

（小久保哲郎）

参考文献

1) Gehrmann RM, et al.：Current concepts review：Stress fractures of the foot. Foot Ankle Int, 27(9)：750-757, 2006.
2) Albisetti W, et al.：Stress fractures of the base of the metatarsal bones in young trainee ballet dancers. Int Orthop, 34(1)：51-55, 2010.
3) Banal F, et al.：Sensitivity and specificity of ultrasonography in early diagnosis of metatarsal bone stress fractures：a pilot study of 37 patients. J Rheumatol, 36(8)：1715-1719, 2009.
4) Wright AA, et al.：Diagnostic Accuracy of Various Imaging Modalities for Suspected Lower Extremity Stress Fractures：A Systematic Review With Evidence-Based Recommendations for Clinical Practice. Am J Sports Med, 44(1)：255-263, 2016.

下腿，足・足関節

28 踵骨疲労骨折

解　剖

　踵骨疲労骨折は，初診時に単純X線などでは診断できないことが多く，注意が必要である．ポイントは，その疲労骨折が生じる部位が踵骨体部に垂直方向に起こることが，ほぼ決まっているということである（図1）．このような部位に踵骨疲労骨折が存在しうるということを頭に入れ，1回の外力による受傷でないときは，必ず本症を疑って診断を進めていくことが大事である．

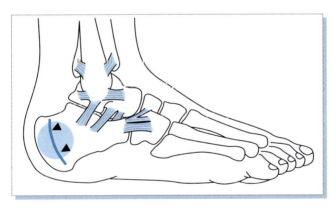

図1 踵骨疲労骨折の好発部位
踵骨体部に骨折線が生じる（▲）．

病　因

　踵骨疲労骨折はそのほとんどが長距離走の選手か，陸軍初年兵である[1]．骨折線が垂直方向に走ることから，疲労骨折の原因は度重なるアキレス腱の牽引と踵骨底部にかかった床反力によると考えられている．特に急に練習量を増やしたり，あるいは靴を新調したなど練習環境を大きく変えた場合に多い．

診 断

問 診：アスリートに対しては1日に走る距離数と1週間の練習頻度，1ヵ月間の合計走行距離数を聞いておく．また最近，靴を新調したりしていないか，練習量を増やしていないかも聞いておく．ランニング方法の変化が踵骨疲労骨折の原因となることが多い．いつから疼痛があったかを聞いておくことは大事である．それによって，単純X線での骨折線が認められるかどうかの検討がつく．症状発現から2週間以内では骨折線は認められないことが多い．

視 診：扁平足，凹足の有無など足変形に注意する．

触 診：最も重要な身体所見である．踵骨体部を圧迫して疼痛が誘発されるかどうかを必ず診ることが大事である（図1）．

単純X線検査：単純X線検査には注意が必要である．それは症状発現から2週間程度においては骨折線がほとんど認められない点である．重要なことは，踵骨周辺での疼痛では常に本症を念頭におき，2週後，4週後と単純X線検査を繰り返すことである（図2）．

MRI検査：発症初期のころより骨折部に高信号領域が確認できる[2]．

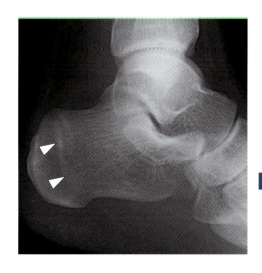

図2　踵骨疲労骨折の単純X線像

25歳男性．毎日10 kmのジョギングを開始して1ヵ月後から疼痛を訴えた．初診から4週（発症後5週）での単純X線像で踵骨に垂直方向での疲労骨折が認められる(△)．

プローブのあてかた

患者には患側上の横座りとなってもらい，一緒にモニターを見るようにする．母指，示指，中指でプローブをしっかりと把持する．プローブをあてる前に指頭で踵骨体部外側面骨表面を確かめ，圧痛を確認して，その部位にあてるようにするとよい．骨折線は下腿軸に沿っているので，プローブを下腿軸に直交するように（足底面と平行に）あてることがポイントである．プローブを少しずつ動かして，患者の圧痛点と一致するかどうかを常に聞きながら行う（図3）．

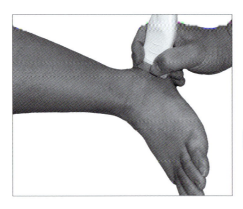

図3 踵骨疲労骨折を疑う症例に対するプローブのあてかた

骨折線が下腿軸に沿っているのでプローブはそれと垂直となるように，下腿軸と直交するようにあてるとよい．

超音波診断

Key Word 「踵骨骨皮質の不連続像」

踵骨疲労骨折の超音波画像は，踵骨表面の不連続像，周囲軟部組織腫脹像として認められる（図4a）．同時に撮影した単純X線像では骨折線は認められなかった（図4b）．このように，超音波検査を使えば，単純X線像では骨折を診断できない時期に疲労骨折を診断することができる[2]．同一症例の2週後（図5），4週後（図6）を示す．2週後（発症後3週）では，まだ皮質の不連続像がみられるが，その間に仮骨とみられる高信号が認められる．単純X線像では，はじめてわずかに骨折線が確認できる（図5）．4週後（発症後5週）には，皮質の不連続像は消失して仮骨が盛り上がり，骨癒合が進んでいることが認められる．なお周囲軟部組織は軽減している（図6）．さらに5週後（発症後6週）では，仮骨の盛り上がりも矯正されて周囲軟部組織の腫脹も軽減している（図7）．

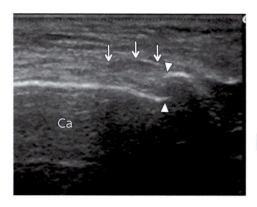

図 4a　踵骨疲労骨折の超音波画像
25 歳男性．踵骨表面の不連続像（△）が明らかであり，その周囲に軟部組織腫脹（↓）を認める．
Ca：踵骨

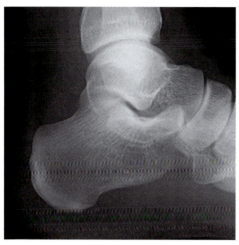

図 4b　単純 X 線像
図 4a と同一症例，同一時期（発症後 1 週，初診時）．骨折線は認められなかった．

治療

踵骨疲労骨折と診断されたら，まず走行とジャンプを禁止する．歩行も必要最小限とする．疼痛が強いときは，松葉杖による免荷，足底板や鎮痛消炎剤を処方する[3,4]．超音波検査を継時的に行い，皮質に連続性が出るまではなるべく安静を保つ．

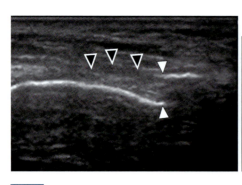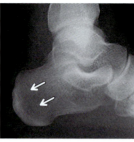

図5 2週後（発症後3週）の超音波画像と単純X線像

図4と同一症例．骨皮質の不連続像（△）は認められるが，その間に仮骨と思われる高信号像が散見できる．周囲軟部組織腫脹（▲）は続いている．単純X線像では仮骨を伴う骨折線が確認できる（✓）．

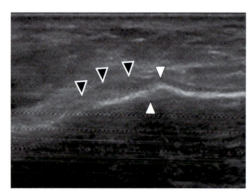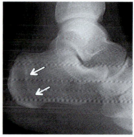

図6 4週後（発症後5週）の超音波画像と単純X線像

図4と同一症例．骨皮質は連続するがまだ膨隆している（△）．周囲軟部組織腫脹（▲）は軽減している．単純X線像でははっきりと仮骨を伴う骨折線が確認できる（✓）．

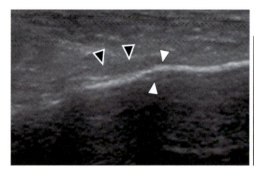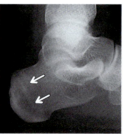

図7 5週後（発症後6週）の超音波画像と単純X線像

図4と同一症例．骨皮質は連続して平坦化してきている（△）．周囲軟部組織腫脹（▲）は軽減している．単純X線像では仮骨が確認できる（✓）．

スポーツ復帰の判断

臨床的に疼痛などの症状が消失して，超音波検査によって皮質連続性が確認できたら，徐々にジョギングから開始する．発症後6～8週をスポーツ復帰の目標とするのがよい．

（橋本健史）

参考文献

1) Leabhart JW：Stress fractures of the calcaneus. J Bone Joint Surg Am, 41-A：1285-1290, 1959.
2) Arni D, et al.：Insufficiency fracture of the calcaneum: sonographic findings. J Clinical Ultrasound, 37(7)：424-427, 2009.
3) Gehrmann RM, Renard RL：Current concepts review: stress fractures of the foot. Foot Ankle Int, 27(9)：750-757, 2006.
4) Serrano S, et al.：Fatigue fracture of the calcaneus：from early diagnosis to treatment A case Report of a Triathlon Athlete. Am J Phys Med Rehabil, 95(6)：e79-e83, 2016.

第3章 各部位でみられるスポーツ外傷・障害

下腿，足・足関節

29 母趾種子骨疲労骨折

解剖

　母趾種子骨は母趾中足骨頭部足底部に存する種子骨であり，内側（脛側），外側（腓側）の2つがある．内側種子骨には短母趾屈筋内側腹と母趾外転筋が付着し，これらは最終的に母趾基節骨基部内側に停止する．外側種子骨には短母趾屈筋外側腹と母趾内転筋が付着し，これらは母趾基節骨基部外側に停止する．母趾種子骨は他の種子骨と同様に腱のレバーアームを形作っており，母趾底屈筋のレバーアームとなり，母趾底屈力を増加させている[1]（図1）．

　Rathらは血液循環を調べて報告した．それによれば，主な血行は足底動脈弓から起こる第1足底中足動脈から栄養されていた．主な栄養動脈が1本だけであった症例が内側種子骨で5％，外側種子骨で9％であった．種子骨遠位と足底部において血行がよくない傾向があった[2]．このように貧弱な血液循環系が種子骨疲労骨折の発生と関係していると考えられる．また，母趾種子骨は分裂種子骨の頻度が高く，小外傷の蓄積で中央の軟骨部分での疲労骨折を起こしやすい．分裂種子骨の頻度は約10％である[3]．したがって，母趾種子骨疲労骨折もこの脆弱部である，分裂部の軟骨部分で生じやすい（図2）．

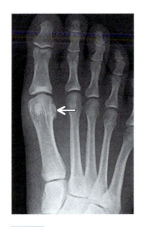

図1　足部正面背底像単純X線所見
外側種子骨に分裂種子骨（←）が認められる．

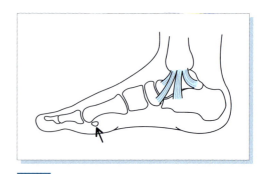

図2　足部側面像シェーマ
母趾種子骨疲労骨折の好発部位（↖）を示す．

病因

母趾種子骨障害として，疲労骨折，急性骨折，種子骨炎，骨軟骨炎，骨髄炎などが報告されている．母趾種子骨疲労骨折はジョギングやクラシックバレエといった，特に前足部に集中し，反復する小外傷が原因となって生じる．前足部には歩行時に体重の3倍もの負荷がかかり，そのうち種子骨周辺には50％の負担がかかっているため，疲労骨折が生じるとされている[4]．またその診断は容易ではなく，確定診断までにかなりの期間が経ってしまうといった例もまれではない．

診断

問 診：前足部の疼痛を訴える患者に対しては常に本症の可能性を念頭に置きながら行うことが重要である．また，外傷の有無，スポーツ歴の有無とその程度を聞いておく．

視 診：母趾中足趾節間関節部足底部における腫脹や胼胝の有無を確認する．また，足変形に注意が必要で，外反母趾，内反母趾，凹足の有無の確認が重要である．

触 診：母趾中足趾節間関節部足底部において，丹念に圧痛点を調べることが大事である．種子骨部に圧痛があるかどうか，また，母趾背屈によって増強するかをみる．

単純X線検査：足部正面背底像（図1），側面像（図3）ならびに母趾種子骨軸写像（図4）を撮影する．種子骨骨折，分裂種子骨，種子骨の分離，硬化像などを読影できる．骨折と分裂種子骨の鑑別はしばしば難しいことがある．このとき，特に超音波診断が有用である．

CT検査：種子骨骨折の部位，方向，骨関節症の状態などを読影できる．

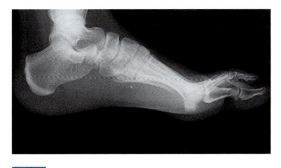

図3　単純X線足部側面像

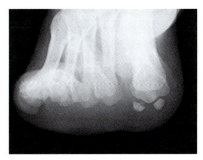

図4　単純X線母趾種子骨軸写像

MRI 検査：種子骨病変部骨髄の低信号化を読影できる（図5）．

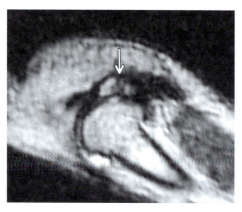

図5 母趾種子骨疲労骨折の MRI 像
低信号の骨折線を認める（↓）．画像上が足底側である．

 プローブのあてかた

　母指，示指，中指でプローブをしっかりと把持する．母趾中節趾節間関節の足底部で，プローブをあてる前に指頭で母趾種子骨の骨表面を確かめ，圧痛を確認して，その部位にあてるようにするとよい．骨に対してプローブ表面からの距離が最短距離となるようにあてることがポイントである．プローブを少しずつ動かして，患者の圧痛点と一致するかどうかを常に聞きながら行う．足趾や足関節を動かしてもらうことで，解剖を確認することができる．また，骨折線は冠状面に入ることが多いので，足に対して長軸にプローブをあてると骨折部を確認しやすい（図6）．しかし，まれに矢状面に骨折が起こることもあるので，短軸にもあてることが必要である．

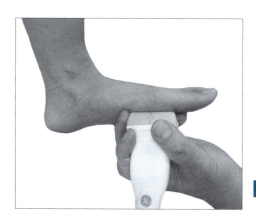

図6 母趾種子骨疲労骨折を疑う症例に対するプローブのあてかた

超音波診断

Key Word 「皮質の不連続像」

疲労骨折の超音波画像は，一般に骨表面の不整像，骨皮質周囲の軟部組織腫脹像を呈する[5,6]．母趾種子骨疲労骨折の超音波画像は，種子骨表面の不整像，不連続像となる（図7）．これを同一症例，同一時期の単純X線像と比較してみると，母趾腓側種子骨に疲労骨折がかろうじて認められるが判然とはしない（図8）．MRIでは，低信号の骨折線を認めた（図5）．このように超音波はMRIとほぼ同じ程度の診断情報を持っている．

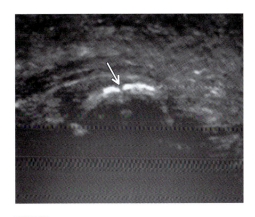

図7 種子骨疲労骨折（20歳女性）
超音波画像にて腓側種子骨皮質の不整，不連続像が認められる（↘）．

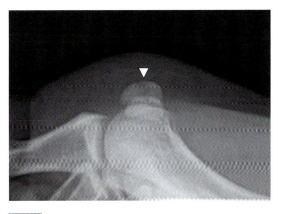

図8 単純X線所見（20歳女性）
種子骨に疲労骨折が認められるが，判然とはしない（▽）．

治療

保存療法がまず行われる．前足部への負担をなるべく軽減することが基礎となる．極力運動を避けて安静を指示し，ハイヒールを避け，衝撃吸収性の靴底をもつ靴を履くように助言する．母趾種子骨部を免荷するように中足骨パッドをつけた足底挿板を処方する．

観血的治療の適応は，上記の保存療法が効果をあげなかったときに行う．一般的には6ヵ月間の保存療法が無効であったときに適応となる．種子骨全摘出術，部分摘出術，自家骨移植術および観血的固定術などが行われる[7]．

スポーツ復帰の判断

2週ごとに超音波検査を行い，超音波画像上，骨皮質不整像や不連続像が消失して骨癒合が得られたら，ジョギングから許可をする（図9）．これを同一症例，同一時期（発症後9週）の単純X線像と比較してみると，骨癒合が良好のようであるが，判然とはしなかった（図10）．

このように超音波検査では，1ないし2週間隔で，経時的に検査をすることによって，単純X線検査よりも明瞭に骨癒合が判定でき，スポーツ復帰の時期も明確に決定することができる．

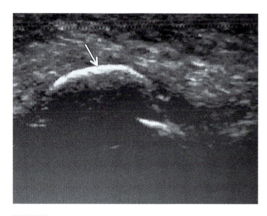

図9　9週後の超音波画像(20歳女性)

種子骨皮質表面の連続性が認められ，疲労骨折に骨癒合が得られたと判断した（↘）．この時点でダンス復帰を許可した．その後も疼痛なく，元のレベルのスポーツ活動に復帰した．

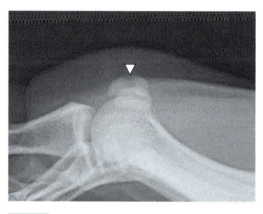

図10　9週後の単純X線像(20歳女性)

種子骨疲労骨折の骨癒合は良好であることがうかがわれるが判然としない（▽）．

（橋本健史）

参考文献

1) Shereff MJ, et al.：Kinematics of the first metatarsophalangeal joint. J Bone Joint Surg Am, 68(3)：392-398, 1986.
2) Rath B, et al.：Arterial anatomy of the hallucal sesamoids. Clin Anat, 22(6)：755-760, 2009.
3) Richardson EG：Injuries to the hallucal sesamoids in the athlete. Foot & Ankle, 7(4)：229-244, 1987.
4) Jahss MH：The sesamoids of the hallux. Clin Orthop Relat Res, 157：88-97, 1981.
5) 高橋　周：エコーを使ってスポーツ傷害を診る．映像情報メディカル，46(11)：981-987, 2014.
6) 皆川洋至：オーバーユースに伴う膝前方の痛み"anterior knee pain"(1)：骨の過労性障害．臨床整形外科，49(5)：433-442, 2014.
7) 橋本健史：種子骨障害．MB Orthop, 12：19-23, 1999.

今後の展望 —これからのスポーツドクターとして—

スポーツ現場と超音波

　近年の医学, 医療における画像技術, 画像診断の進歩は目覚ましく, 運動器の領域に限っても超音波を含む画像技術の進歩が現場の研究, 診療を牽引してきたと言っても過言ではない. 日本では, 例えば他のアジアの国々と比較して容易に MRI が撮像できる環境が整っているので, 脊椎脊髄, 肩関節, 股関節, 膝関節などの外傷・障害では強力な診断ツールとなっている. その一方でスポーツ現場に MRI そのものを持ち込むことは不可能で, そこにスポーツ現場に持ち込める超音波の大きな強みがある.

これからのスポーツドクターと超音波

　これからのスポーツドクターには, 現場感覚とエビデンスベースの科学的思考の両方が求められる. 自分の専門領域だけでなく, 時には科の壁も越えて必然的に多職種とかかわることになるスポーツドクターにとって, 医師でなくても扱える超音波は格好の情報共有ツールでもある. それに加えて, スポーツ現場でのスポーツドクターは病態の診断, それに対する治療戦略, 再発予防法などを的確に, かつ可及的速やかに選手とスタッフに伝える必要があり, その場で画像という客観的エビデンスを示せる超音波は説得力のある説明に欠かせない. さらに, 無侵襲にくり返し検査が可能な超音波は, 選手の経時的変化を画像という客観的データで共有できるという大きな特徴を持っている.

スポーツエコーの利点

　超音波は, 安全で現場に持ち込める診断ツールとして今後ますます多用されることは間違いない. その利点は動的診断に強いことであり, 動きの中で診断を確定できるのが利点である. また関節内注射や神経近傍へのブロックなど, 診断的治療の補助ツールとしての有用性も今後さらに発展すると考えられる.

スポーツエコーの弱点

　超音波の場合, 現時点では検者の技術によって診断精度や再現性に差が出る点と, 局所所見には強いが全体像の把握が困難な点などが弱点である. 超音波を使う検者が再現性の高い診断技術を身につけることに加えて, 今後のハード面のさらなる改良を待ちたいところである.

今後の展望

　超音波を用いることで, 今までのスポーツ整形外科の知識や技術の精度を高めることが可能になっている. 今後はそれに加えて, 超音波関連の基礎的研究データの積み重ねが重要で, 例えば損傷した前距腓靭帯の修復画像と強度の関係が確立されれば, 選手の復帰時期についての一定の基準が示せることになる.

　スポーツエコー診療の今後には, そのすべてを語ることができないほど多くの可能性が秘められている. ただし, 画像診断は補助診断法であるという大原則は変わらないので, 問診, 視診, 触診などの基本の重要性がいささかも失われるものでないこともまた肝に銘じるべきである.

〈大谷俊郎〉

用語解説

用 語	解 説
線維軟骨 (p.16)	軟骨には，硝子軟骨と線維軟骨がある．線維軟骨は主に荷重を緩衝する作用の軟骨で，膝半月板，仙腸関節軟骨などが代表である．線維軟骨はある程度再生するが，硝子軟骨の再生は難しいとされる．
半月板嚢胞 (p.17)	膝半月板に生じる嚢胞である．半月板断裂の際に合併することが多い良性病変である．嚢胞状の腫瘍性疾患であり，疼痛の原因ともなる．
関節唇ガングリオン (p.17)	傍関節周囲にある線維性の周堤を関節唇という．この関節唇に発生したガングリオンのことである．
ベーカー嚢腫 (p.32)	膝後部に発生する良性の嚢腫である．膝関節包と交通しており，5 cm を越えるものもある．多くは疼痛を伴わない．
ヤング率 (p.35)	荷重による変形を取り去るとその変形がなくなる物体を弾性体という．この弾性体に応力（力／面積）をかけていくとひずみが増していく．このとき，応力／ひずみ＝弾性係数 E（Elasticity の略）という．弾性係数のことをヤング率ともいう．物質によって決まっている値である．ヤング率の大きな物質は硬いということがいえる．
剪断弾性波 (p.35)	弾性体内部を伝わる波のことを弾性波という．この弾性波がある面に対して到達したとき，その面に対して垂直方向の波を垂直弾性波，平行方向の波を剪断弾性波という．
収束超音波パルス (p.35)	超音波パルスをある 1 点に収束させて，その硬さをより正確に測定したりすることができる．
川崎病 (p.53)	小児急性熱性皮膚粘膜症候群のこと．原因は解明できていないが血管に対する自己免疫疾患ではないかとされている．小児に起こり，原因不明の発熱，皮膚の発疹，目の結膜充血などが起こる．
Neer の手技 (p.97)	被検者の上腕骨を内旋し，肩関節を屈曲する．疼痛誘発は腱板炎または腱板のインピンジメントを示す．
Hawkins の手技 (p.97)	胸の前で，肘を 90 度，肩を 90 度屈曲，前腕を内旋して，肩関節を内旋する．疼痛誘発は烏口肩峰間のインピンジメントを示す．
crank test (p.97)	被検者を仰臥位として，肩関節を 90 度以上外転し，上腕を外旋する．疼痛誘発は反復性肩関節前方不安定を示す．
O'Brien test (p.97)	被検者の肘関節を伸展し，前腕を内旋して，検者は前腕を抑えつつ，被検者に肩関節屈曲をさせて疼痛誘発の有無をみる．さらに，前腕を外旋して同じことをさせて疼痛誘発の有無をみる．内旋位で疼痛があり，外旋位で疼痛がなければ，陽性で肩関節唇損傷を示す．
Speed test (p.108)	肩関節を 60 度屈曲，45 度外転，回外位とさせて，検者は被検者の前腕を抑えつけて，被検者に肩関節を屈曲させる．疼痛誘発は，上腕二頭筋腱障害を示す．
Yergason test (p.108)	被検者の肘を 90 度屈曲させて，前腕を回内位としておいて，検者は，回内位を固定しながら，被検者に回外をさせる．疼痛誘発は，上腕二頭筋腱障害を示す．

用　語	解　説
cocking phase (p.113)	投球動作は5期：wind up, cocking, acceleration, deceleration, follow-through に分けられる．このうちの2期目であり，振りかぶってから，肩が前方に出るまでの時期．このあと，ボールを前方へ押し出す acceleration phase が始まる．
acceleration phase (p.113)	投球動作は5期：wind up, cocking, acceleration, deceleration, follow-through に分けられる．このうちの3期目であり，肩が前方に出て，ボールを前方へ押しだして，離すまでの時期である．
triceps long head test (p.116)	仰臥位にて前腕回外位で肘屈曲したまま，肩を最大屈曲させたときに上腕三頭筋近位部の疼痛誘発をみる．陽性であれば上腕三頭筋障害があることを示す．
Tossy 分類 (p.121)	肩鎖関節脱臼の分類のひとつである．Ⅰ度はX線上，脱臼はないが肩鎖関節に圧痛のあるもの．Ⅱ度はX線上，鎖骨の上方転位があるが，関節面がなお対向しているもの．Ⅲ度はX線上，鎖骨が完全に上方脱臼して，関節面がまったく接していないものである．
buddy taping (p.124)	手指や足趾の捻挫や転位のない骨折などのときに，損傷した指とその隣の指との2本の指をまとめてテープで固定すること．
tension band wiring (p.141)	骨折接合法のひとつ．骨折部に K-wire を2本貫通して，その後，鋼線を8の字型に巻き付けて締結して固定する方法．骨折部への圧迫力にすぐれる．膝蓋骨骨折，尺骨肘頭骨折などに使用することが多い．
McMurray test (p.170)	膝半月板損傷に対する検査法である．仰臥位とした患者の股関節，膝関節を屈曲して，回旋しながら股，膝を伸展するとき，疼痛が誘発される．
Apley test (p.170)	膝半月板損傷に対する検査法のひとつ．腹臥位とした患者の膝を90度屈曲して踵より軸圧をかけながら，回旋する．半月板損傷があると，疼痛が誘発される．
過回内足 (p.203)	通常，立位では足関節は5度程度回内している．この回内が過度であることを過回内足という．扁平足や外反母趾などのときに多い．また，過回内足をもつアスリートがスポーツを行うと，さまざまなスポーツ障害を起こすことで知られる．
beak sign (p.216)	先天的に足根骨が癒合している足根骨癒合症の特徴のひとつ．距踵骨癒合症では，足関節正面像にて距骨踵骨癒合部が鳥のくちばしのようにとがって写る．
ヒールオフ (p.220)	heel off. 歩行の相を表すことばのひとつ．歩行相は，踵が地面につく踵接地（ヒールオンあるいはヒールストライク）から始まる（歩行相0％）．次につま先が地面につく趾接地（トゥオン），踵が持ち上がる踵離地（ヒールオフ），つま先が地面から離れる趾離地（トゥオフ）となり，再び踵接地（100％）で，1歩行周期が完成する．
トゥオフ (p.220)	toe off. ヒールオフの項で説明．歩行相でつま先が地面から離れる趾離地のこと．

（橋本健史）

あとがき

進化するエコー診断の位置づけ

　医療，とりわけ整形外科の診断分野においてここ100年間でいくつかのブレイクスルーが行われた．レントゲンによる単純X線，ハンスフィールドによるCT，ダマディアンによるMRI，そして今回の超音波検査の発明である．それは同時にコンピュータの進歩のおかげでもある．扱えるデータ量の幾何級数的な増加により，より精細な画像となっただけでなく，静止画像から動画への大きな流れのなかにわれわれはいる．日本の技術者が主導的役割を果たした超音波検査こそ，21世紀を代表する検査法となっていくだろう．

　超音波検査の主な利点は次の5つである．① 単純X線のような副作用がない，② MRIのような遮蔽も必要がなく，どこでも使用できる，③ 軽量・小型で持ち運びができる，④ 患者さんと一緒にリアルタイムで見ることができ説得力がある，⑤ 安価である．

　これに対して欠点は次の3つであろう．① 画像がいまだCT，MRIほど鮮明ではない，② 検査手技が簡単ではない，③ 健康保険の適応が限られている．ただ，この3点はいずれ解決されうる問題点だと考えられる．われわれが行うべきであるのは，欠点②の手技の向上である．この本はその点を解決する一助となればとの思いで作らせていただいた．ぜひ，この本をベースにして，超音波検査を重ねていっていただきたい．やはり，ある程度は経験が必要である．だんだんと眼も手も慣れていくものである．

メディカルスタッフ（PT・アスレチックトレーナー）に向けて

　アスリートを診る理学療法士，アスレチックトレーナー，フィットネスインストラクター，健康運動指導士，スポーツ指導者，スポーツプログラマーなどにとって，超音波検査はまもなく必須の検査法となるであろう．今少し適応範囲を拡げられるように法的整備も行われる日も近いと期待したい．また，そうでなくてもスポーツドクターとチーム医療をする際に超音波検査の知識がなくてはならないものとなっていくであろう．

　アスリートと一緒にリアルタイムの動画を見ながらの説明は非常に説得力を持つものである．例えば，アキレス腱断裂からのリハビリテーションにおいて，再建された腱の太さや弾性（elasticity）を計測して，そのデータを根拠として，ランニング開始やジャンプ開始さらには試合形式の練習開始の指示を出せるようになる．近い将来，その標準化もされるであろう．

　上記の5つの利点を考えると，まさに超音波検査こそが，アスリートのためにあるようなものである．本書が，アスリートを診る医療人の技量を向上する一助となり，一人でも多くのアスリートがより高いレベルのスポーツ活動ができるようになり，また一般のスポーツ愛好家が障害なく運動できるようになることで健康寿命延伸が図られ得るようになれば，望外の幸せである．

（橋本健史）

日本語索引

あ行

アキレス腱　92
アキレス腱断裂　19
圧電効果　2
圧電素子　3
異方性　12
インピンジメント症候群　110
烏口肩峰アーチ　110
烏口肩峰靱帯　110
烏口鎖骨靱帯　119
烏口突起　110
羽状筋　22, 188
エラストグラム　35
遠位上腕二頭筋腱断裂　131
遠位橈尺関節　71
円錐靱帯　119
横手根靱帯　71
オーバーヘッドスポーツ　97
オシロスコープ　5
オスグッド・シュラッター病　84, 175
折り返し現象　39
音響陰影　13
音響インピーダンス　9
音響整合層　4
音響窓　9
音響レンズ　4

か行

外側滑膜ひだ障害　143
外側距踵靱帯　206
外側広筋　74
外側種子骨　230
外側走査，肘関節の　67
外側側副靱帯　67, 81
外側側副靱帯損傷　135
外側ハムストリングス　165
外側半月板損傷　169

回内屈筋群　66
解剖学的再建術　217
過回内足　203
仮骨　15
鵞足炎　183
鵞足部　85, 182
肩関節　56
滑液包炎　134
滑膜炎　133
滑膜性腱鞘　18
滑膜ひだ障害　151
ガングリオン　122
関節円板　119
関節唇　58
関節内遊離体　133
キシロカインテスト　32
急性足関節捻挫　206
胸郭出口症候群　138
胸骨左縁短軸像　48
胸骨左縁長軸像　48
鏡視下半月板縫合　174
棘下筋　96
棘上筋　96
距骨外側滑車離断性骨軟骨炎　216
距骨外側突起骨折　208
距骨内側滑車離断性骨軟骨炎　216
距踵骨癒合症　208, 216
筋萎縮　23
筋外膜　22, 188
筋挫傷　22
筋周膜　22, 188
筋ストレイン　22
筋線維　22, 188
筋束　188
筋損傷　22
筋内膜　22, 188
筋の弾性評価　38
筋皮神経ブロック　34
屈筋回内筋群　158
クラシックバレエ　231

脛骨粗面　84, 175
脛骨疲労骨折　198
脛腓間離開　216
ゲイン　10
血管孔　14
血腫　14
腱　18
　──の弾性評価　37
腱移植術　218
肩甲下筋　96
肩鎖関節　59, 119
腱板　59, 96
腱板断裂　96
肩峰　110
肩峰下インピンジメント　97, 111
肩峰下滑液包　110
肩峰下有痛弧　110
腱傍組織　18
高エコー　14
行軍骨折　220
交差法　26, 99
後斜走靱帯　138
高周波リニアプローブ　10
鉤状窩　133
叩打痛　139
後方骨棘障害　149
後方走査，肘関節の　65
後上方関節唇　101
骨格筋　22, 188
骨間距踵靱帯　206
骨折　14
骨端症　17
骨端線　13
骨端線損傷　16
骨釘移植　148
骨軟骨柱移植　148
骨表面の異常　14
骨膜反応　14
骨膜肥厚　15
ゴルフ肘　158

コンタクトコンパウンド法　5
コンベックスタイプ　10, 58

さ行

左室　49
左室駆出率　52
左室容積　52
サッカー　169
三角骨症候群　215
三角靱帯　206
三角線維軟骨複合体損傷　71, 128
残響陰影　13
時間分解能　7
示指伸筋腱　71
膝蓋下脂肪体　175
膝蓋腱　79, 175
膝蓋骨　78, 175
膝関節　74
膝関節靱帯損傷　193
膝関節軟骨　83
疾走型疲労骨折　198
尺側手根伸筋腱　71
尺側側副靱帯　66, 158
尺骨鉤状結節　139
尺骨神経　67, 73
尺骨神経脱臼　162
ジャンパー膝　175
収束超音波パルス　35
手根管症候群　161
種子骨骨折　231
数珠状低エコー像　15
小円筋　96
上関節上腕靱帯　101
踵骨前方突起骨折　208, 216
踵骨疲労骨折　215, 224
小指伸筋腱　71
硝子軟骨　16
掌側軟骨板　69, 123
掌側軟骨板損傷　123
踵腓靱帯　90, 206, 210

上方肩関節唇損傷　101
上方突き上げ型，SLAP 損傷　101
上腕筋　62
上腕骨外側上顆　67
上腕骨外側上顆炎　155
上腕骨近位骨端線　113
上腕骨小頭離断性骨軟骨炎　146
上腕骨内側上顆炎　158
上腕骨内側上顆下端裂離骨折　140
上腕三頭筋　65
上腕三頭筋腱障害　131
上腕二頭筋　62
上腕二頭筋腱　64
上腕二頭筋長頭腱　56, 107
上腕二頭筋長頭腱炎　107
ジョーンズ骨折　215, 223
ジョギング　169, 231
心エコー　46
伸筋腱脱臼　127
神経周膜　24
神経上膜　24
神経線維束　24
神経内膜　24
深指屈筋腱　69
シンスプリント　198, 202
心尖部二腔像　50
心尖部三腔像　50
心尖部四腔像　50
深層線維　193
靱帯性腱鞘　18
振動子　3
スキー　169
スポーツ心臓　53
正中神経　63, 71
正中神経平坦化　161
線維軟骨　16
前距腓靱帯　89, 206, 210
前脛腓靱帯　89, 206, 210
浅指屈筋　71
浅指屈筋腱　69

前斜走靱帯　138
前十字靱帯損傷　193
前上方関節唇　101
前上方部損傷型，SLAP 損傷　101
浅層伸筋群　67
剪断弾性波　35
前方走査，肘関節の　62
前腕回内運動　158
前腕伸筋群　155
僧帽弁　49
足関節内側靱帯　91
組織弾性　8
足根骨癒合症　215
足根洞症候群　215
ソフトスポット　133

た行

第 1 伸筋区画　71
第 2 伸筋区画　71
第 3 伸筋区画　71
第 4 伸筋区画　71
第 5 伸筋区画　71
第 5 中足骨基部　93
第 5 中足骨近位端骨折　223
第 6 伸筋区画　71
帯状高エコー像　14
大腿筋膜張筋　182
大腿骨骨幹部疲労骨折　15
大腿骨短軸像　15
大腿骨長軸像　15
大腿骨内側上顆　193
大腿四頭筋　74, 175
大腿四頭筋腱　175
大腿直筋　74
大腿二頭筋　77, 165
大殿筋　182
大動脈弁　48
タオルギャザー訓練　212
脱臼型，SLAP 損傷　101
タブレットエコー　7

索　引

単一振動子　6
短軸像，前方走査（肩）の　57
弾性　35
弾性軟骨　16
短橈側手根伸筋　155
弾発肘　134
短母趾屈筋外側腹　230
短母趾屈筋内側腹　230
短母指伸筋　71
短母指伸筋腱　130
中間広筋　74
中関節上腕靱帯　101
中足骨疲労骨折　220
肘頭窩　133
肘頭滑液包　65
肘頭骨端離開　149
肘頭疲労骨折　149
肘内障　136
超音波　2
超音波エラストグラフィ　35
超音波ガイド下インターベンション　26
超音波ガイド下吸引　31
超音波画像
　　──の特徴　12
　　──，A2 pulley 損傷　125
　　──，Bennett 骨棘　118
　　──，CAI　218
　　──，MP 関節掌側短軸像　70
　　──，MP 関節掌側長軸像　69
　　──，Osgood-Schlatter 病　17, 179
　　──，PIP 関節掌側長軸像　70
　　──，TFCC　129
　　──，アキレス腱　92
　　──，アキレス腱断裂　19
　　──，遠位上腕二頭筋腱断裂　132
　　──，遠位橈尺関節の　129
　　──，外側側副靱帯損傷　137
　　──，外側側副靱帯長軸像　81
　　──，鵞足炎　186
　　──，鵞足部短軸像　85
　　──，鵞足部長軸像　86
　　──，滑膜ひだ障害　153
　　──，関節液貯留　133
　　──，関節唇　59
　　──，関節内型弾発肘　135
　　──，関節内遊離体　134
　　──，筋の　22
　　──，筋病変の　22
　　──，脛骨粗面長軸像　84
　　──，脛骨疲労骨折　200
　　──，血管孔の　14
　　──，肩鎖関節の　61
　　──，肩鎖関節損傷　120
　　──，腱の　18
　　──，腱板　97
　　──，腱板断裂　98
　　──，交差法　27
　　──，骨の　13
　　──，骨端線の　14
　　──，骨端線離開の　16
　　──，骨病変の　14
　　──，膝蓋腱長軸像　79
　　──，膝蓋骨長軸像　78
　　──，尺骨神経溝　73
　　──，尺骨神経脱臼　163
　　──，ジャンパー膝　179
　　──，手根管症候群　162
　　──，種子骨疲労骨折　233
　　──，掌側裂離骨折　124
　　──，踵骨疲労骨折　227
　　──，踵腓靱帯　91, 211
　　──，上腕骨遠位の　63
　　──，上腕骨外側上顆炎　157
　　──，上腕骨内側上顆炎　160
　　──，上腕三頭筋腱症　132
　　──，上腕二頭筋腱の　65
　　──，伸筋腱脱臼　127
　　──，シンスプリント　204
　　──，靱帯の　20
　　──，靱帯病変の　21

超音波画像，正常半月板　172
　　——，線維軟骨の　17
　　——，前距腓靱帯　90, 211
　　——，前脛腓靱帯　89, 210
　　——，足関節内側靱帯　92
　　——，第2中足骨疲労骨折　222
　　——，第5中足骨基部　93
　　——，大腿骨軟骨像　171
　　——，大腿四頭筋腱短軸像　75
　　——，大腿四頭筋腱長軸像　75
　　——，大腿二頭筋腱長軸像　77
　　——，肘頭滑液包　135
　　——，肘頭骨端離開　152
　　——，肘内障　137
　　——，腸脛靱帯　184
　　——，腸脛靱帯炎　186
　　——，腸脛靱帯長軸像　76
　　——，手関節尺側長軸像　72
　　——，手関節掌側短軸像　71
　　——，手関節背側短軸像　71
　　——，内側上顆下端裂離骨折　110
　　——，内側上顆裂離骨折　142
　　——，内側側副靱帯損傷　137, 196
　　——，内側側副靱帯長軸像　80
　　——，軟骨の　16
　　——，軟骨病変の　16
　　——，肉離れ　190
　　——，ばね指　123
　　——，ハムストリングス損傷　167
　　——，半月板　82
　　——，半月板損傷　173
　　——，腓骨筋腱脱臼　20
　　——，腓骨骨折　14
　　——，膝関節軟骨像　83
　　——，膝関節離断性骨軟骨炎　173
　　——，肘関節近位の　63
　　——，肘後方骨棘障害　153
　　——，皮質骨の　13
　　——，腓腹筋の　88
　　——，平行法の　27
　　——，母指MP関節ロッキング　126
　　——，母趾種子骨　94
　　——，末梢神経の　24
　　——，離断性骨軟骨炎　17, 146
　　——，リトルリーグ肩　115
　　——，腕尺関節の　64
　　——，腕橈関節の　64
超音波診断装置の仕組み　3
超音波診断装置の使用方法　9
超音波ドプラ法　38
超音波ビーム　3, 9
腸脛靱帯　76, 182
腸脛靱帯炎　183
長軸像，前方走査（肩）の　57
長趾屈筋　202
長指伸筋腱　71
長掌筋腱　71
長短橈側手根伸筋腱　71
長母指外転筋腱　71, 130
長母指屈筋腱　71
長母指伸筋腱　71
跳躍型疲労骨折　190
陳旧性足関節外側靱帯損傷　214
低エコー　14
手関節　69
手関節掌屈運動　158
テニス　169
テニス肘　155
デプス　10
電子走査超音波診断装置　6
電子走査法　6
トゥオフ　220
ドゥケルバン腱鞘炎　130
橈骨神経　62
橈骨粗面　65
橈側手根屈筋腱　71
徒手的足関節ストレス検査　216
ドプラモード　10

索 引

な行

内果疲労骨折　215
内側（尺側）側副靱帯損傷　138
内側広筋　74
内側種子骨　230
内側上顆骨端離開　138, 141
内側走査，肘関節の　66
内側側副靱帯　80, 193
内側側副靱帯損傷　135, 193
内側ハムストリングス　165
内側半月板損傷　169
肉離れ　22, 188
二分靱帯　206

は行

背側踵立方靱帯　206
薄筋　165
薄筋腱　85, 182
バスケットボール　176
パッキング　4
ばね肘　144
ばね指　122
ハムストリングス　165
ハムストリングス損傷　165
パラテノン　18
バレーボール　176
パワーモード　39
半羽状筋　22
半月板　82
半月板損傷　169, 174
半月板嚢胞　17
半腱様筋　165
半腱様筋腱　85, 182
反復性牽引型，SLAP 損傷　101
反復性投球型，SLAP 損傷　101
半膜様筋　165
ビームフォーミング　3
ヒールオフ　220
ピエゾ効果　3
腓骨筋訓練　212
腓骨筋腱脱臼　20
腓骨疲労骨折　215
膝関節（⇒しつかんせつ）
膝伸展機構　175
肘関節　62
ビジオプレックス　30
腓腹筋　87
ヒラメ筋　87, 202
疲労骨折　14, 220
　——，脛骨　198
　——，踵骨　224
　——，中足骨　220
　——，母趾種子骨　230
不安定板訓練　212
フォアハンドテニス肘　158
フォーカス　10
不顕性骨折　14
プレスキャン　29
プローブ　3, 9
分裂種子骨　231
平行法　26
ベーカー嚢腫　32
扁平足　203
傍関節唇ガングリオン　17
縫工筋　165
縫工筋腱　85, 182
紡錘状筋　22, 188
母指 MP 関節ロッキング　125
母趾外転筋　230
母趾種子骨　94
母趾種子骨疲労骨折　230
母趾内転筋　230
ホッケースティック型プローブ　11

ま行

マイクロコンベックスプローブ　11
末梢神経　24
三浪の分類　143
無エコー　13

や行

野球肘，外側の障害　143
野球肘，後方の障害　149
野球肘，内側の障害　138
ヤング率　35
有痛性外脛骨　215

ら行

離断性骨軟骨炎　17, 143, 208

リトルリーグ肩　113
　──の分類　114
菱形靱帯　119
裂離骨折，内側上顆下端の　138
肋骨肋軟骨移植　148

わ

腕尺関節　63
腕橈関節　63

外国語索引

A モード　5
A1 pulley（A1 滑車）　69, 122
A2 pulley（A2 滑車）　69, 124
acceleration phase　113
Amplitude　5
anatomical reconstruction　217
anisotrophy　12
anterior oblique ligament（AOL）　138
apical 2-chamber view　50
apical 3-chamber view　50
apical 4-chamber view　50
Apley test　170
apophyseal stage　176
B モード　5
beak sign　216
Bennett 骨棘　116
black spot　102
Body Mass Index（BMI）　203
bony stage　176
bowing　124
Brightness　5
buddy taping　124
cartilaginous stage　176
chair test　155

chronic ankle instability（CAI）　214
cocking phase　113
comet-tail artifact　27
compression elastography　35
crank test　97, 102
deep posterior tibiotalar ligament　206
de Quervain 腱鞘炎　130
Ehrenborg のステージ分類　176
elasticity　35
endomysium　22
epimysium　22
epineurium　24
epiphyseal stage　176
fascicle　22
fibrillar pattern　12, 18, 98, 122
Finkelstein test　130
forearm pronation test　158
Gerdy 結節　76, 182
grasping test　184
Guyon 管　73
Hawkins の手技　97
hidden lesion　107
Hoffa 脂肪体　175
inferior facet　96
internal impingement　101
Lauge-Hansen 足関節果部骨折分類　206
leading edge　51

索　引

little leaguer's shoulder（LLS）　113
Mモード　5
McMurray test　170
medial collateral ligament（MCL）　193
medial tibial stress syndrome　202
middle facet　96
middle finger test　156
milking test　139
mosaicplasty　148
Motion　5
moving valgus stress test（MVST）　139
muscle fibers　22
Neerの手技　97
Nordic hamstring exercise（NHE）　168
O' Brien test　97, 102
ober test　184
Osborne band　73
Osgood-Schlatter病　84, 175
osteochondritis dissecans（OCD）　143
overuse syndrome　175
O脚　203
painful arc　110
parasternal long-axis view　48
parasternal short-axis view　48
peel backストレス　101
Peetrons分類　190
perimysium　22
perineurium　24
posterior oblique ligament（POL）　138
progressive agility and trunk stabilization（PATS）　168
pulley lesion　108
pulley system　107
Real-time Tissue Elastgraphy　7
rim-rent tear　98
Rockwood分類　121
Roos test　138
sagittal band　127

share wave elastography　35
shin splints　202
SLAP損傷　59, 101
　　──の分類　104
SLAP test　102
slow stretch type　165
snapping　122
Snyder分類　104
Speed test　108
spring ligament　206
sprinting type　165
straight leg raising test　166
strain elastography　35
Struthers' arcade　73, 139
sublime tubercle　139
superior facet　96
supination-adduction損傷　206
supination-external rotation損傷　207
tenodesis stabilization　218
tension band wiring（TBW）　141
the long head of the biceps tendon（LHB）　56
Thomsen test　155
tibiocalcaneal ligament　206
tibionavicular ligament　206
tibiospring ligament　206
Tinel様sign　139
TL（Triceps Long head）test　116
Tossy分類　121
triangular fibrocartilage complex（TFCC）　71
valgus-extension overload（VEO）　149
volar plate　69
Wright test　138
wrist flexion test　159
X脚　203
Yergason test　108

246

スポーツシューズ診療 Golden Standard　©2017

定価（本体 4,800 円＋税）

2017年5月20日　1版1刷

監修者　松本　秀男（まつもと ひでお）
　　　　大谷　俊郎（おおたに としろう）
編　者　橋本　健史（はしもと たけし）
発行者　株式会社　南山堂
　　　　代表者　鈴木　幹太

〒113-0034　東京都文京区湯島4丁目1-11
TEL 編集(03)5689-7850・営業(03)5689-7855
振替口座　00110-5-6338

ISBN 978-4-525-32301-1　　　　　　Printed in Japan

本書を無断で複写複製することは，著作者および出版社の権利の侵害となります．
JCOPY ＜(社)出版者著作権管理機構　委託出版物＞
本書の無断複写は著作権法上での例外を除き禁じられています．複写される場合は，そのつど事前に，(社)出版者著作権管理機構(電話 03-3513-6969，FAX 03-3513-6979，e-mail: info@jcopy.or.jp)の許諾を得てください．

スキャン，デジタルデータ化などの複製行為を無断で行うことは，著作権法上での限られた例外（私的使用のための複製など）を除き禁じられています．業務目的での複製行為は使用範囲が内部的であっても違法となり，また私的使用のためであっても代行業者等の第三者に依頼して複製行為を行うことは違法となります．